ARBEITSHEFTE
FÜHRUNGS-PSYCHOLOGIE

BAND 90

Gründer der Reihe
Prof. Dr. Ekkehard Crisand †

Herausgeber
Prof. Dr. Gerhard Raab
Nicolas Crisand

Finja Augsburg · Dr. Bernd Bitzer

Guter Zahnarzt! Guter Chef?

Vom Praxisinhaber zur Führungskraft

1. Auflage 2024

WINDMÜHLE
EDITION BEI FELDHAUS

ISBN 978-3-86451-081-6

FELDHAUS VERLAG GmbH & Co. KG
Postfach 73 02 40
22122 Hamburg
Telefon +49 40 679430-0
Fax +49 40 67943030
post@edition-windmuehle.de
www.edition-windmuehle.de

Satz und Gestaltung: FELDHAUS VERLAG, Hamburg
Herstellung: WERTDRUCK, Hamburg

Bibliografische Information der Deutschen Nationalbibliothek
Die Deutsche Nationalbibliothek verzeichnet diese Publikation in der Deutschen Nationalbibliographie; detaillierte bibliografische Daten sind im Internet über http://dnb.d-nb.de abrufbar.

Vorwort – und eine erste Einführung

Dieses Buch ist aus den Erfahrungen entstanden, die wir in zahlreichen Seminaren in und für Zahnarztpraxen zu den Themen Mitarbeiterführung und Teamentwicklung gewonnen haben.

Als Stephan Goblirsch vom BRZ Betriebswirtschaftliches Rechenzentrum für Zahnärzte in Münster 2005 einen der beiden Autoren bat, vor seinen Mandanten zum Thema Führung und Gesundheit zu referieren, war diesem damals noch nicht klar, dass sich die Situation in Zahnarztpraxen nicht so sehr von der in anderen Betrieben unterscheidet.

Zahnärztinnen und Zahnärzte durchlaufen eine stark fachlich orientierte Ausbildung. Die zwischenmenschlichen Themen, die in der Selbstständigkeit hinzukommen, stehen – wenn sie überhaupt behandelt werden – im Hintergrund. Erschwert wird das Miteinander oftmals noch, wenn Ärzte in die Fußstapfen eines Elternteils treten, der dann teil- und zeitweise in der Praxis noch »mitmischt«.

Gemeinsam mit dem BRZ führten wir bereits 2005 eine Untersuchung[1] von Zahnarztpraxen durch. Ein Ergebnis war, dass 22 Prozent der Zahnarzthelferinnen das Führungsverhalten der Ärzte und Ärztinnen als verbesserungswürdig einstuften. Konkret war gefragt worden, in welchen Bereichen der Arbeitssituation eine Verbesserung stattfinden sollte. Das Ergebnis:

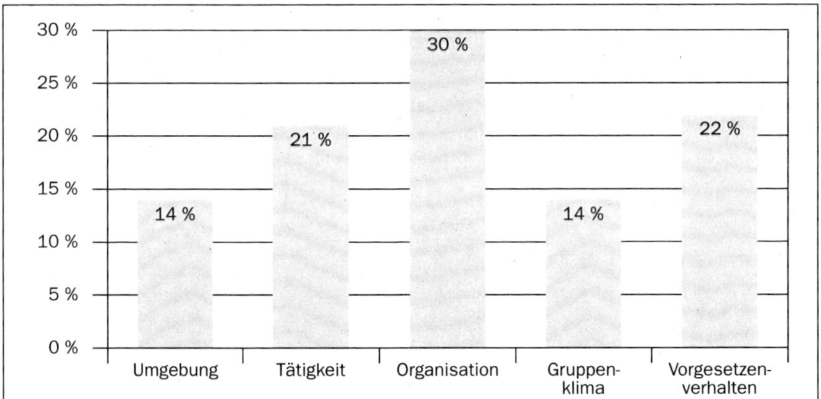

Abbildung 1: Verbesserungswürdige Bereiche der Arbeitssituation in Zahnarztpraxen

1 Bitzer, B./Goblirsch, S.: Betriebsklima-Analyse in Zahnarztpraxen: Viel Licht – wenig Schatten, in: Zahnärzte Wirtschaftsdienst 8/2005, S. 21 ff

Der zwischenmenschliche Bereich steht zusammengefasst mit 36 Prozent an der Spitze; die 14 Prozent für Gruppenklima sind im Vergleich mit Befragungen in Industriebetrieben deutlich höher.[2] Eine Erklärung ist der größere weibliche Anteil unter den Praxismitarbeitenden. Wenn reine Frauenteams – das ist auch in Industriebetrieben zu beobachten – einen männlichen Vorgesetzten haben, ist das Gruppenklima sogar noch häufiger gestört. Eine Konstellation, die in Arztpraxen eben einfach häufiger auftritt als in Industriebetrieben. Verallgemeinernd kann man sagen, dass die Führungsaufgabe eine andere ist, wenn statt einer Truppe Männer eine Truppe Frauen zu führen ist.

Dass es zum Thema Führung auch bei Allgemeinmedizinern Potenzial gibt, hatten wir schon ein paar Jahre vorher über eine eigene Studie[3] festgestellt, die durch zwei damalige Studentinnen der Hochschule Bremen umgesetzt wurde. Befragt wurden u. a. 143 Mitarbeiterinnen und Mitarbeiter aus Arztpraxen sowie 44 niedergelassene Allgemeinmediziner. Neben einer Reihe von Fragen zu den Aspekten der Personalführung wurden die niedergelassenen Ärzte (und 37 Apotheker) gegen Ende gefragt, ob ihnen Kenntnisse der Personalführung im Studium vermittelt wurden. Mit einem (eingeschränkten) »Ja« antworteten sechs Mediziner und nur ein Apotheker. Ihre Kenntnisse zu diesem Bereich gewannen sie zumeist aus der täglichen Erfahrung.

Im Rahmen der Seminare fiel dann auf, dass nicht wenige Zahnärzte die Betriebe ihrer Eltern übernehmen. Das führt zum Teil zu Konflikten, beispielsweise wenn die Tochter Vorgesetzte einer Mitarbeiterin ist, die sie in jungen Jahren noch auf dem Arm durch die Praxis getragen hat. Auch ist es schwierig, wenn Vater und/oder Mutter ab und an noch selber mitmischen – und damit die Führungsverantwortung oft ungeklärt ist.

Es gibt also eine Fülle an zwischenmenschlichen Themen, die oftmals kaum mit dem Verstand zu lösen sind. Führung ist in erster Linie ein emotionales Thema und viel weniger eines, das sich über reinen Fachverstand angehen lässt. Wenn wir darüber nachdenken, was uns mehr krank macht, ein ungesundes Essen oder Mobbing, Streit, Neid und Intrigen, dann kommen wir zu dem Schluss, dass unser Befinden mehr an

---

[2] In Personal 8/2000, S. 422, befindet sich z. B. ein Vergleich unterschiedlicher Befragungsergebnisse aus unterschiedlichen Unternehmen und Branchen, in denen immer das Gruppenklima an letzter Stelle landete. Das ist nicht immer so, aber meistens.

[3] Möller, Andrea und Markiton, Iris: Empirische Untersuchung des Führungsverhaltens und der Führungsstile bei Ärzten und Apothekern, Diplomarbeit Hochschule Bremen 2000

zwischenmenschlichen Unarten zu knabbern hat als an einer ungesunden Mahlzeit. Und dass unser Körper, Verstand und unsere Emotionen irgendwie interagieren, haben wir schon alle zu spüren bekommen – oder was empfinden Sie beim Lesen dieser Zeilen?

Wir hoffen, Ihnen mit diesem Buch so etwas wie einen Leitfaden an die Hand geben zu können, um besser mit zwischenmenschlichen Themen zurecht zu kommen.

Zum Schluss noch eine Anmerkung: Wegen der besseren Lesbarkeit wird bei Personenbezeichnungen und personenbezogenen Hauptwörtern im Buch meist die männliche Form verwendet. Die verkürzte Sprachform hat allein redaktionelle Gründe – selbstverständlich sind alle geschlechtlichen Identitäten gemeint und mögen sich bitte angesprochen fühlen.

Bremer Umland, im Januar 2024 Finja Augsburg/Bernd Bitzer

Inhaltsverzeichnis

1 Einführung

Kein Wachstum ohne Anstrengung.
Du wirst nur stark, wenn Du schwere Dinge hebst.

Quelle unbekannt

Die Themen Management und Mitarbeiterführung rücken unaufhaltsam immer mehr in den Vordergrund, denn nur gut geführte (im Sinne von Mitarbeiterführung, hoher Mitarbeiterzufriedenheit und geringer Fluktuation) Praxen haben die größte Patienten-Zufriedenheit und damit einen oftmals festen Patientenstamm.

Ein Vergleich einer Zahnarztpraxis mit einem Industriebetrieb hilft und ist gar nicht so weit hergeholt, um einige Ursachen für Themen und Herausforderungen im Praxisablauf zu erkennen.

In einem Industrieunternehmen ist die Produktion das Herz des betrieblichen Organismus. Das Herz wird versorgt von weiteren Organen wie dem Einkauf, der Logistik, dem Personalmanagement (heutzutage auch »People & Culture« genannt), der IT usw. Damit alles ineinander greift, arbeiten in den unterschiedlichen Bereichen oft sehr unterschiedliche Menschen mit sehr unterschiedlichen Persönlichkeiten, Kompetenzen und Interessen. So könnte man behaupten, die Stereotypen im Personalmanagement sind eher kommunikativ und menschenorientiert, während die Controller eher aufgabenorientiert und zahlengetrieben sind.

Fragt man sich nun, wie diese Aufgaben in der Zahnarztpraxis auf- bzw. zugeteilt sind, dann ist hier die »Produktion« ganz sicherlich der Zahnarzt selbst. Frage: Wer kümmert sich um die Finanzen, das Personalgeschäft usw.? Antwort: Wohl auch häufig die »Produktionsleitung«, also Menschen, die aufgrund ihrer handwerklich-zahnärztlichen Ausbildung mit einer relativ hohen Gewissenhaftigkeit ausgestattet sein dürften, die aber möglicherweise von Aufgaben, die wenig Fach- aber viel (emotionale) Sozialkompetenz abverlangen, schon allein deshalb überfordert bzw. gestresst sein könnten, weil sie ja ständig am »Produzieren« sind.

Es gibt Zahnarztpraxen, die darauf reagiert haben, indem sie die Führungsaufgaben einem sogenannten Praxismanager übertragen haben. Das Verhältnis liegt bei etwa eins zu zehn, legt man die Seminare zugrunde, die z. B. einige Jahre regelmäßig am BRZ Betriebswirtschaft-

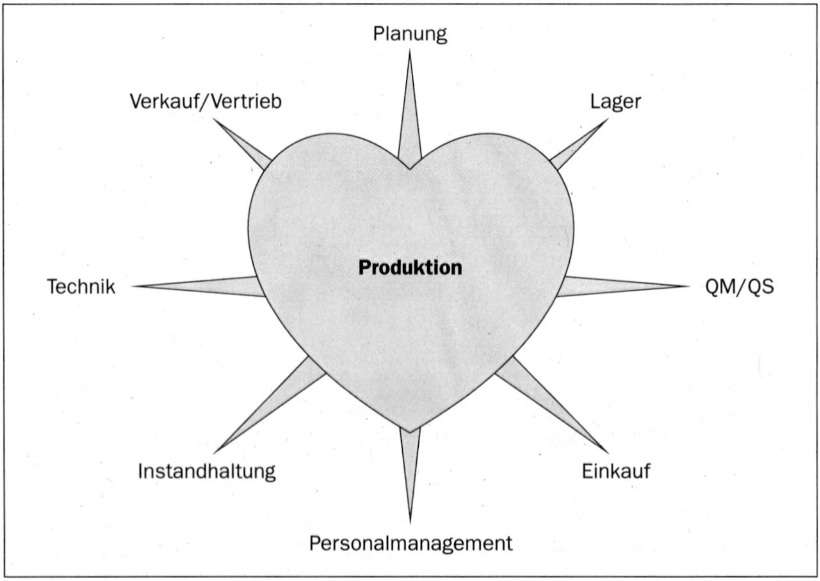

Abbildung 2: Das »Herz« eines Unternehmens

lichen Rechenzentrum für Zahnärzte in Münster zum Thema Mitarbeiterführung stattfanden[4].

Allein die Teilnahme einer Praxismanagerin löst bei den anwesenden Inhabern ein Aha-Erlebnis aus. Durch ihre Anmeldung zu diesem Seminar hatten sie ja bereits erkannt, dass Mitarbeiterführung ein wichtiges Thema ist. Durch die Praxismanagerin wird ihnen weiter klar, dass sie sich in bestimmten Aufgaben auch entlasten können.

Über weitere Seminarinhalte wird später deutlich, dass die bereits weiter oben beschriebenen Persönlichkeitstypen auch identifiziert werden können. Hierzu eignen sich Diagnostiken, von denen eines, das persolog-Persönlichkeitsmodell, in diesem Buch vorgestellt wird, das für menschliches Verhalten zunächst und relativ grob vier Fenster in Stereotypen öffnet: für dominante, initiative, stetige und gewissenhafte Typen. Diesen Persönlichkeits-Grundtypen sind entsprechende Eigenschaften zugeordnet, die in bestimmten beruflichen Situationen von Vorteil sind. Mit entsprechendem Material kann eine Selbstdiagnose durchgeführt werden.

[4] Mittlerweile führen wir diese Seminare auch in Eigenregie durch. Interessierte melden sich bitte unter kontakt@inpexconsult.de oder 04292/4330.

Andere Modelle, wie z. B. die Transaktionsanalyse, helfen, Kommunikationsprobleme in Zahnarztpraxen besser begreifen und beheben zu können. Die Transaktionsanalyse, auf die wir hier auch eingehen werden, ist zusätzlich dazu geeignet, um die besondere – und nicht mit anderen Bereichen der Wirtschaft zu vergleichende – Arbeitssituation in Zahnarztpraxen besser zu verstehen.

Nach diesen beiden Modellen, die quasi den theoretischen Bezugsrahmen zu diesem Buch darstellen, beschäftigen wir uns kurz übergreifend mit dem Begriff Personalentwicklung, mit dem wir auch eröffnen könnten, dessen Erklärung aber leichter fällt, wenn zuvor die beiden Modelle behandelt sind. Danach geht es an das eigentliche Thema dieser Arbeit: den Bereich der Mitarbeiterführung, der vor allem das Thema Gesprächsführung bzw. Kommunikation beinhaltet.

Im Seminar werden in intensiven Rollenspielen die vor allem am ersten Seminartag gewonnenen theoretischen Erkenntnisse in Verhalten umgesetzt. Das ist über dieses Buch nicht möglich; als Ausgleich bietet Ihnen dieses Buch aber noch weitere Themen an wie

- Coaching,
- Mediation und
- Teamentwicklung.[5]

Alle diese Themen nehmen Einfluss auf die Zwischenmenschlichkeit und stärken vor allem das gegenseitige Vertrauen, das die Basis für Führung und Zusammenarbeit ist.

---

5 Zu den beiden Themen »Mediation« und »Teamentwicklung« finden Sie in der »Grünen Reihe« (s. www.gruene-reihe.de) von einem der beiden Autoren Literatur: Bitzer, B.: Mediation macht gesund, Hamburg 2019 sowie Bitzer, T./Bitzer, B.: Teamentwicklung wirkt, Hamburg 2023.

2 Theoretischer Bezugsrahmen mit klarem Praxistransfer

Die beiden schon zuvor erwähnten Modelle, das persolog-Persönlichkeitsprofil und die Transaktionsanalyse, werden hier ausführlicher erläutert und danach die zugrunde liegenden Gedanken zum Begriff Personalentwicklung skizziert, um die von den Autoren vertretene Philosophie zu verdeutlichen.

2.1 Das persolog-Persönlichkeitsmodell: Führung wäre so einfach, wenn wir nicht alle so unterschiedlich wären!

Wie Sie wissen, sind Zahnärzte sehr unterschiedlich. Wir hatten schon die Praxisinhaberin im Seminar, die abends große Verkaufs- bzw. Kundenveranstaltungen organisiert und gut und gerne vor großen Gruppen spricht; aber auch den eher zurückhaltenden Fachmann, der am liebsten in der Fachlichkeit aufgeht; oder den dominanten Nachfolger seines Vaters, der froh ist, dass er endlich der Chef ist und sagen kann, wo es lang geht. So unterschiedlich wie diese drei Seminarbesucher sind auch Ihre Mitarbeitenden. Alle haben unterschiedliche Kompetenzen und Potenziale, die es zu entdecken, wertzuschätzen und zu fördern gilt. Und Sie dürfen auch noch mit allen diesen unterschiedlichen »Typen« zurechtkommen!

Warum ein Persönlichkeitsmodell?[6]

Jeder Mensch ist anders. Auch die genaueste und ausgefeilteste Typologie wird einen Menschen niemals in seiner Vielfalt erfassen. Doch helfen Typologien, den Weg zur eigenen Selbsterkenntnis und zum Verständnis für andere Menschen einzuschlagen. (...) Wer sich mit Typologien beschäftigt, kann daraus äußerst positive Erkenntnisse gewinnen und kommt mit seiner Umwelt einfach besser zurecht;

---

[6] Ganzer Absatz zitiert bei Werner Tiki Küstenmacher: Warum überhaupt Persönlichkeitsmodelle?

- »Ich brauche mich nicht zu verbiegen. Wenn ich von meiner Grundstruktur her introvertiert bin, würde ich mich dauerhaft unglücklich machen, wenn ich von einem Leben als Showstar träumte.«
- »Es gibt Menschen, deren Erfahrungen und Einschätzungen für mich nicht so relevant sind, wie sie mir das gerne weismachen wollen, weil sie ein ganz anderer Typ sind als ich.«
- »Meine Probleme habe ich nicht alleine. Es gibt viele ähnliche Menschen wie mich, die mit ähnlichen Schwierigkeiten zu kämpfen haben.«
- »Weil ich um die Andersartigkeit jedes Einzelnen weiß, kann ich andere Menschen besser verstehen und gezielter auf sie eingehen.« Typologien – richtig genutzt – sind optimale Werkzeuge, um sich und andere besser zu verstehen.

Um dieses Zurechtkommen zu erleichtern und möglichst zu verbessern, ist die Kenntnis eines der relativ zahlreichen Persönlichkeitsmodelle hilfreich. Wir haben in unserem kleinen Beratungsunternehmen sowohl die Lizenz zum persolog-Persönlichkeitsmodell als auch zum LUXXprofile erworben, werden Ihnen aber nur das Modell von persolog erläutern, da es weitaus bekannter und in einer ersten Erklärung einfacher ist. Eine weitere Begründung finden Sie im nachfolgenden Aufsatz aus der Süddeutschen Zeitung:

Personalentwicklung

Einblick ins Ego

Wie mit Persönlichkeitstests die Arbeit von Teams und Führungskräften verbessert werden soll.

Hippokrates und sein Schüler Polybius waren überzeugt: Blut, Schleim und Gallenflüssigkeit bestimmen die menschliche Persönlichkeit. Sie lassen uns heiter oder schwerfällig, nachdenklich oder reizbar werden. An die antike Temperamentenlehre der prägenden Körpersäfte glaubt heute – trotz konstanter Erwähnung in Psychologie-Seminaren – wohl niemand mehr. Die Erforschung der Persönlichkeit ist aber auch nach Jahrtausenden noch nicht abgeschlossen und hat mittlerweile sogar den Weg in die Unternehmenswelt geschafft. Dort werden mithilfe von Persönlichkeitstests immer häufiger Mitarbeiter auf die imaginäre Couch gelegt und in ein Farb- oder Begriffsschema eingestuft. Wie eine Studie des Instituts für Unternehmensführung der Fachhochschule Mannheim im letzten Jahr ergab, hat fast jedes zweite der 41 befragten Dax- und MDax-Unternehmen in den letzten drei Jahren mit Persönlichkeitsindikatoren gearbeitet. Die Fragebögen kamen vor allem bei der Teamentwicklung sowie zur Verbesserung von Führungsverhalten zum Einsatz. In Bewerbungsverfahren hingegen vertrauen die meisten Unternehmen noch immer auf altbewährte Methoden wie das Assessment-Center. Doch auch hier ist nach Ansicht der Forscher eine steigende Tendenz erkennbar. Wer bin ich? »Das Bedürfnis, auf diese Frage eine Antwort zu bekommen, ist enorm gewachsen«, sagt Michael Kobl, Psychologe im Talent-Center der Hypo-Vereinsbank. »Dabei ist man doch selbst der einzige, der es wirklich wissen kann.« Das heißt, auch Vorgesetzte erfahren mit diesen Untersuchungsverfahren nur so viel von der Persönlichkeit ihrer Mitarbeiter, wie diese bereit sind preiszugeben. In den meisten Fällen sind die Probanden aber recht offen, ermöglichen die Einblicke in ihr Ego doch vor allem für sie selbst Entwicklungschancen und eine Förderung der eigenen Stärken. »Ein Persönlichkeitstest ist der Startpunkt für die Auseinandersetzung mit dem eigenen Ich und den beruflichen Vorstellungen«, meint Kobl. Die wahre Arbeit beginnt also erst nach dem Papier-Geständnis. Die Fülle der Angebote ist mittlerweile nahezu unüberschaubar groß geworden. »Nirgendwo wuchert die Scharlatanerie in Deutschland so sehr wie bei Persönlichkeitstests«, sagt Kobl. Der Laie erkennt den Unterschied zwischen unseriösen und wissenschaftlich fundierten Modellen oft nicht. Eine Orientierungshilfe soll da die vom Berufsverband Deutscher Psychologen initiierte DIN 33430-Norm sein, nach der die Angebote untersucht und zertifiziert werden. Als vier bewährte Modelle haben sich der Myer Briggs Typen Indikator (MBTI) und das Bochumer Inventar zur berufsbezogenen Persönlichkeitsentwicklung (BIP) als wissenschaftliche sowie das DISG-Modell und das Insights-Profil als kommerzielle Angebote erwiesen. Je nach Einsatzgebiet und finanziellen Möglichkeiten eignet sich das eine besser als das andere. Grundsätzlich gilt aber nach Ansicht von Kobl für alle auf

> dem Markt erhältlichen Modelle: »Einem guten Coach ist es egal, woher er das Angebot nimmt. Er kann einen schlechten Test wettmachen.«
>
> Quelle: Wiebke Schodder, Süddeutsche Zeitung 89/2005

Das persolog-Persönlichkeitsmodell, das auf den Psychologen William Marston zurückgeht und später von Prof. John Geier weiterentwickelt und »gepflegt« wurde, geht davon aus, dass wir uns in unserem Verhalten u. a. auf folgender Bandbreite verorten können:

Extravertiert ◄———— x ————► Introvertiert

Wo sehen Sie sich selbst auf dieser Bandbreite? Obwohl sich der männliche Teil der beiden Autoren als Trainer einen extrovertierten Beruf gewählt hat, ist er eher introvertiert, gerne des Öfteren auch mal ganz alleine und genießt es, dieses Buch zu schreiben, alleine an seinem Schreibtisch zu sitzen, dabei Tee zu trinken und Schokolade zu essen. Grundsätzlich ist er eher ein zurückhaltender Mensch. Wenn er allerdings seinen Trainer- und Beraterjob ausübt, muss er seine Zurückhaltung aufgeben. Weil er so ist wie er ist, strengt ihn dieser Beruf mitunter auch mehr an als seine tendenziell extravertiertere Kollegin, da er mehr Energie aufwenden muss, um seiner beruflichen Rolle gerecht zu werden.

Im persolog-Persönlichkeitsmodell gibt es (wie in den anderen Modellen auch) eine weitere Dimension bzw. Bandbreite:

Aufgabenorientiert ◄———— x ————► Beziehungsorientiert

Wie Sie sehen, können wir uns noch auf einer weiteren Bandbreite verorten. Sind Sie eher aufgabenorientiert, dann steht für Sie der materielle Erfolg im Vordergrund, sachlichen Analysen und Theorien schenken Sie Anerkennung und Sie können leidenschaftlich mit anderen fachsimpeln, die zwischenmenschlichen Dinge sind Ihnen nicht so wichtig. Möglicherweise arbeiten Sie gerne an fachlichen Dingen und tüfteln vielleicht an neuen Verfahren, die Sie demnächst in Ihrer Praxis erproben wollen.

Sind Sie eher beziehungs- oder menschenorientiert, dann ist Ihnen grundsätzlich wichtig, dass Sie mit Menschen zusammenarbeiten. Je mehr Sie in Kontakt sind, umso wohler fühlen Sie sich. Bei manchen Menschen äußert sich dieses Gefühl schon an einem einfachen Beispiel, dass sie schlecht in Einzelbüros, sondern besser in Teambüros arbeiten können. Es geht ihnen dadurch besser bzw. ihr Zufriedenheitsgefühl ist ausgeglichen. Ist es für Sie gar wichtig, dass andere Menschen Ihnen das Gefühl geben, dass sie Sie anerkennen oder mögen, dann sind Sie sogar ein wenig beziehungsabhängig und können mit Ihrem Kreuz noch weiter nach rechts rutschen.

Wenn wir jetzt beide Bandbreiten miteinander verbinden und die Erstgenannte senkrecht stellen, erhalten wir das folgende Grundschema des persolog-Persönlichkeitsmodells:

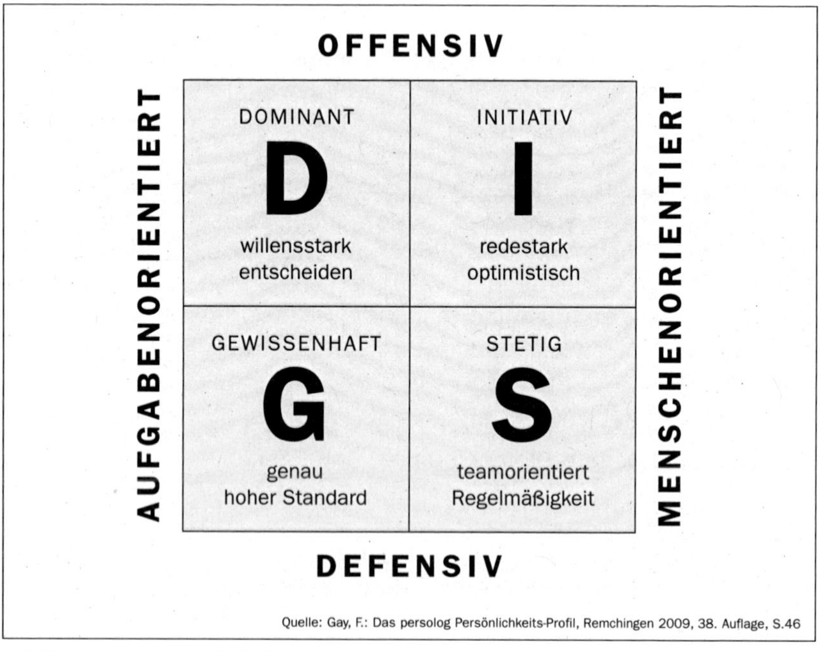

Abbildung 3: persolog-Persönlichkeitsmodell

Wenn Sie sich erinnern, dass wir in diesem Buch zu Demonstrationszwecken das Kreuz bei »eher introvertiert« (hier defensiv) und bei »eher menschen- bzw. beziehungsorientiert« gesetzt haben, zeigt sich, dass unser Beispiellieferant seinen Schwerpunkt vor allem im S-Bereich hat.

Sie haben jetzt sicherlich ebenso schnell Ihr Feld ermittelt, in dem Sie besonders ausgeprägt entwickelt sind. In den meisten Fällen kommen über das Analyse-Material (das wir hier leider nicht abdrucken dürfen) noch ein bis zwei Felder hinzu, die in Teilen ausgeprägt sind. Es bleiben dann also in den meisten Fällen ein bis max. drei Felder übrig, in denen wir unser Potenzial (manche mögen auch von Schwächen oder gar von blinden Flecken in der Selbstwahrnehmung sprechen) besitzen.

Wir sind alle Mischtypen, es gibt keinen klaren D-, I-, S- oder G-Typen. In dem obigen Bild sind jeweils zwei Verhaltenseigenschaften aufgeführt, die den jeweiligen Typ u. a. kennzeichnen. Wir nennen der Reihe nach ein paar weitere Eigenschaften:

Menschen mit starkem D-Anteil

- können sich gut abgrenzen (und gut »Nein!« sagen),
- besitzen einen Führungsanspruch und wollen entscheiden, wo es langgeht,
- hören aus Sicht anderer schlecht zu, aber nicht, weil sie Hör-Probleme haben, sondern weil sie denken: Am Ende machen wir das so, wie ich es will,
- gelten als konfliktstark und gehen in die Offensive,
- werden oft von anderen Menschen als starke Persönlichkeit eingeschätzt, hinter der sich andere gerne auch verstecken wollen,
- wollen immer klare Ansagen und kein »Wischi-Waschi-Gerede«,
- usw.

Menschen mit starkem I-Anteil

- sind extravertiert,
- finden kreative Lösungen,
- sind sehr spontan,
- sind lebenslustig,
- können andere gut unterhalten und zum Lachen bringen und verbreiten oft gute Laune,
- haben eher Probleme mit Ordnung und Strukturen und folglich mit der Zeit (und gelten daher gelegentlich als Chaoten),
- usw.

Menschen mit starkem S-Anteil

- sind eher zurückhaltend und leise, sodass sie von anderen als introvertiert beschrieben werden können,
- stehen nicht gerne im Vordergrund,
- können sich nicht so gut abgrenzen (schlecht »Nein« sagen),
- sind verlässlich und verbindlich,
- harmonieorientiert bis harmoniesüchtig und vermeiden Konflikte,
- sind oftmals die »gute Seele« oder »Caretaker« in Teams
- haben die größten Ängste vor Veränderungen (weil sie ein stabiles soziales Umfeld benötigen)
- usw.

Menschen mit starkem G-Anteil

- besitzen in Bezug auf Arbeit einen hohen Qualitätsanspruch an sich selbst und andere,
- gelten als langsam, weil Qualität Zeit erfordert (und haben daher auch oft Zeitprobleme wie ein I-Typ; allerdings aus anderen Gründen),
- sind nicht besonders spontan,
- gelten oft als Bedenkenträger, sachliche Kritiker
- besitzen eine hohe fachliche Tiefe,
- sind sehr strukturiert und bedächtig,
- usw.

Interessant ist, dass sich die verschiedenen Grundtypen häufig passende Bereiche in der Wirtschaft und in den Abteilungen aussuchen:

Menschen mit starkem **D-Anteil** wollen in den Unternehmen ganz nach oben, bis in den Vorstand. Wenn diese Karriereleiter nicht für sie geöffnet ist, engagieren sie sich oft im Personal- oder Betriebsrat und erreichen dort den Vorsitz (was dann auch gut erklärt, dass sich die beiden Typen gerne Diskussionen auf Betriebsversammlungen liefern).[7] Die ausgeprägten D-Ausführungen treten in ihrer Freizeit gerne der Feuer-

---

[7] BR-Vorsitzende wechseln auch gelegentlich das Lager, wenn die BR-Zeit – aus welchen Gründen auch immer – vorbei ist und vertreten dann Arbeitgeberpositionen.

wehr bei oder sind Elternsprecher und interessieren sich für sportlichen Wettkampf.

Menschen mit starkem **I-Anteil** gehen gerne in die Unterhaltung oder ins Marketing. Im Vertrieb arbeiten ebenfalls viele Menschen mit ausgeprägtem I-Anteil, dem ein ähnlich großer D-Anteil zur Seite steht (wg. der Erfolgsorientierung). In der zahnärztlichen Praxis würden sie z. B. sehr gut in der Anmeldung zurechtkommen und alle Patienten mit viel Spaß und großer Freundlichkeit in Empfang nehmen.

Menschen mit starkem **S-Anteil** ergreifen häufig soziale Berufe (z. B. Alten-, Krankenpflege oder Kinderbetreuung). In den Betrieben sitzen sie überall und werden gelegentlich auch Führungskräfte, weil man sie fragt, ob sie eine Teamleitung übernehmen wollen. Meist vor dem Hintergrund, da sie so gut mit Menschen klarkommen (im Gegensatz zu »D«, der Chef sein will!). Dann überlegt »S« und denkt sich: Eigentlich wollte ich das nicht, aber wenn die mich fragen (und das gerne möchten), dann mach' ich das. »S« hat einen »Sprachfehler«, kann eben schlecht »Nein« sagen und achtet mehr darauf, dass es anderen gutgeht, als ihm selbst. Hinzu kommt, dass »S« zu vermeiden versucht, andere Menschen zu verletzten. Und wen verletzt man dann, wenn man das anderen auf keinen Fall antun will?! Sicherlich kein Zufall, dass gerade die Berufe, die »S« gerne ausfüllt, diejenigen sind, die laut Statistik die häufigsten Burn-Out-Fälle ausweisen[8].

Menschen mit starkem **G-Anteil** arbeiten in Betrieben gerne im Controlling, in der Buchhaltung, in der Qualitätssicherung und auch im Öffentlichen Dienst (wegen der vermeintlichen Sicherheit, die die dort festen Strukturen und Einkommen bieten). In der zahnärztlichen Praxis ist »G« z. B. im Hygienebereich sehr wichtig, aber natürlich auch als Behandler.

Was tippen Sie, welche Anteile bei niedergelassenen Allgemeinmedizinern besonders ausgeprägt sind? In den Seminaren trafen wir bisher überwiegend aufgabenorientierte »G«- und auch »D-Teilnehmer«; beziehungsorientierte I- und S-Anteile waren eher unterrepräsentiert. Das entspricht auch den Informationen, die wir von Pharmareferenten erhielten, von denen wir vor vielen Jahren einige Hundert in zwei Massenveranstaltungen mit dem persolog-Persönlichkeitsmodell beglücken

---

[8] Berufe mit großem Burnout-Risiko - Berufsgruppen mit den meisten AU-Tagen aufgrund von Burnout-Erkrankungen im Jahr 2011 (je 1000 AOK-Mitglieder, in: WESER KURIER vom 22. Juni 2015, S. 3

durften, die berichteten, dass die Allgemeinmediziner eher »G«-lastig seien.

Wenn Sie in Gedanken Ihre Praxis mit dem Modell durchscannen und überlegen, wen Sie wo einsetzen müssten, dann haben wir weiter oben schon zwei Vorschläge für die Anmeldung und Steri abgegeben. Und wenn Sie sich für einen Praxismanager begeistern können, müsste diese Person neben guten Anteilen auf der Beziehungsseite auch ein gutes Durchsetzungsvermögen im Gepäck haben.

Wir haben in unserem Kundenkreis auch eine Praxis, in der diese Aufgabe von einem Mann ausgefüllt wird, der zuvor im Gastronomiebereich tätig war. Zwei weitere Praxismanager sind uns bekannt, die beide zuvor jeweils ein fachfremdes Studium absolviert hatten (Marketing und BWL). Alle drei Personen waren bzw. sind ein Gewinn für die jeweilige Praxis. »Waren« deshalb, weil die Person, die nach der universitären Marketingausbildung mittlerweile wirklich ins Marketing gewechselt ist. Sie hatte damals nach dem Studium noch eine Promotion angefangen, war einige Jahre am Thema und überwarf sich kurz vor Beendigung mit ihrer professoralen Betreuung. Zu dem Zeitpunkt fand sie trotz zahlreicher Bewerbungen keine Anstellung. Sie ließ sich auf unser Anraten darauf ein, ihren Berufseinstieg bei einem unserer Kunden aus dem zahnärztlichen Bereich zu wagen, der diesem Experiment ebenfalls gegenüber offen war (unser Kontakt zu ihm war über eines der Seminare beim BRZ in Münster über Stephan Goblirsch entstanden). Nach einigen Jahren in der Praxis gelang dann auch der Wechsel zu einem Industriebetrieb. Mittlerweile stand zusätzlich zum Marketingstudium als weitere Kompetenz »Führungserfahrung« mit auf dem Zettel. Aus unserer Sicht wird diese Möglichkeit viel zu selten genutzt. Es gibt ausreichend Studierende, die nach dem Studium aufgrund der Noten nicht den erhofften Berufseinstieg realisieren können, vielleicht nicht über genau die richtige Kompetenz verfügen würden, eine Zahnarztpraxis zu managen – natürlich und vermutlich mit weniger Geld, als in einem Industriebetrieb. Aber sie könnten sich hier weiter qualifizieren, die Praxis auf vielfältige Weise voranbringen – und die Behandler von den überaus schwierigen zwischenmenschlichen Themen in der Führung des Praxisteams entlasten. Um noch einmal den Bezug zu unserem Persönlichkeitsmodell herzustellen zwei Beispiele aus der nicht-zahnärztlichen Praxis:

In der IT-Entwicklungsabteilung eines unserer Kunden wurde der beste Entwickler zum Teamleiter befördert. Um bester Entwickler zu werden, ist eine gehörige Portion »G« von Vorteil, wie es hier auch der Fall war. Als man den besten Entwickler zum Teamleiter beförderte, verlor man in diesem Moment den besten Entwickler und hatte einen Teamleiter, dem seine neue Rolle keine Freude bereitete. Denn er musste jetzt zwischenmenschliche Themen auf kommunikative Art lösen, was nicht so sehr seinen Stärken entsprach. Nach knapp zwei Jahren zog er für sich die Konsequenz, kündigte und fing in einem anderen Softwarehaus wieder als Entwickler an, nachdem er sich vorher viel Kritik von seinem Geschäftsführer hatte anhören müssen bzgl. seiner Führungskompetenzen.

Das andere Beispiel ist ähnlich. Der beste Buchhalter (Buchhaltung geht ohne ausgeprägtem G-Anteil quasi nicht) wurde auch hier zum Teamleiter befördert. Das passte auch zu seinem Team (alles G-Typen!) sehr gut, allerdings war sein Vorgesetzter ein D/I-Typ, der sich in ihn nicht einfühlen konnte, der von ihm D/I-Verhalten erwartete und ihn somit im wahrsten Sinne des Wortes stresste.

Daher die Frage, die auch Titel dieses Buches ist:

Ist die beste Zahnärztin bzw. der beste Zahnarzt auch die beste Führungskraft? Bedeutet die fachliche Qualifikation auch gleichzeitig, dass man für die Führungstätigkeit geeignet ist?

Das hier vorgestellte Modell hilft uns, diese Frage mit einem erweiterten Bewusstsein zu beantworten.

Natürlich haben die unterschiedlichen Grundtypen auch Konflikte miteinander, weil der eine Typ dem anderen zeigt, was ihm fehlt. Wenn wir uns nur die über Kreuz liegenden Grundtypen anschauen und überlegen, was der eine über den anderen denkt, dann wird »D« z. B. »S« als Weichei, Beckenrandschwimmer, Sauna-unten-Sitzer, Schattenparker usw. einsortieren, während »S« über »D« denkt, dass dieser ein Macho oder eine Zicke ist und »S« auch Angst vor »D« hat, da »D« sich in den Kampf stürzt und »S« den Konflikt lieber vermeidet. Die andere Variante sieht evtl. so aus, dass »I« (aus der Anmeldung) für »G« (aus der Hygiene) Begriffe wie Erbsenzähler, Lamettabügler oder Langweiler im Hinterkopf hat, während »G« »I« einfach für einen Quatschkopf hält. Auch hier finden wir wieder die in uns »eingebauten« Konfliktverursacher, dieses Mal durch unsere unterschiedlichen Persönlichkeiten bedingt, die natürlich eigene Wahrnehmungspräferenzen vorweisen. Alle vier Grundtypen gehen mit anderen Augen und Ohren durch die Welt. Konflikte im

Team können durch das Persönlichkeitsmodell von persolog gut verstanden, anerkannt und aufgelöst werden.

Natürlich hat das Modell auch Relevanz für die Führung. Die vier Grundtypen führen alle ganz unterschiedlich bzw. wollen unterschiedlich geführt werden. Während man »I« und auch »S« am ehesten verletzt, wenn er das Gefühl vermittelt bekommt, dass man ihn nicht mehr mag, ist »G« vor allem bei Kritik an seiner Arbeit gekränkt bzw. freut sich am meisten, wenn man diese lobt. »D« erhofft sich Respekt und Anerkennung über Macht oder Statussymbole und fühlt sich bestraft, wenn ihm diese genommen werden.

Die Persönlichkeitsmodelle bieten unzählige Möglichkeiten, eben nicht nur für die Themen Führung und/oder Teamentwicklung, sondern auch für den Verkauf oder den privaten Bereich (Kindererziehung oder Liebesbeziehung). Sie unterstützen aber auch bei Überlegungen zu Umstrukturierungen, wie z. B. in einer Zahnarztpraxis. Der Praxisinhaber ist eben besonders gut am Patienten, arbeitet hier sehr gewissenhaft und leistet gute Arbeit. Für die Kunden- bzw. Patientenakquise ist aber vielen Kunden auch eine freundliche Atmosphäre wichtig, die möglicherweise der »I/S«- oder »S/I«-Mitarbeiter am Empfang versprüht. Mitarbeiterführung mit den Facetten von Feedback-, Zielvereinbarungs-, Rückkehrgesprächen usw. liegt dem Behandler oft nicht und ist auch rein zeitlich schwer zu bewältigen. Dann ist die Installation eines Praxismanagers überlegenswert – eigentlich ratsam. Die von uns betreuten Kunden im zahnärztlichen Bereich haben damit bisher alle gute Erfahrungen gesammelt.[9] Gerade die Themen Angst und Vertrauen spielen eine große Rolle: Vertrauen in den Behandler, weil er gewissenhaft arbeitet, aber auch in die emphatische Assistenz, die einem bei der Narkose die Hand hält.

---

[9] Zur Vertiefung zum persolog-Persönlichkeitsprofil ist folgendes Buch zu empfehlen: Seiwert, Lothar J./Gay, Friedbert: Das 1x1 der Persönlichkeit, Entweder zu beziehen bei persolog oder über unser Beratungsinstitut (kontakt@inpexconsult.de, Telefon 04292 4330).

2.2 Die Transaktionsanalyse: Der Mut zum eigenen Denken[10]

Nach dem Persönlichkeitsmodell stellen wir Ihnen ein weiteres Modell vor, das wir für mindestens ebenso genial halten und das für das Erkennen von Konflikten und Entwicklungsmöglichkeiten im zwischenmenschlichen Bereich enorm hilfreich ist. Zudem besitzt es eine besondere Relevanz für viele Zahnarztpraxen – darauf kommen wir zurück, nachdem wir Ihnen das Modell vorgestellt haben.

Interessant ist, dass wir in der Vorarbeit zu diesem Buch auf einen Text von Immanuel Kant stießen, den dieser im Dezember 1784 verfasst haben soll:

> »Aufklärung ist der Ausgang des Menschen aus seiner selbstverschuldeten Unmündigkeit.
>
> Unmündigkeit ist das Unvermögen, sich seines Verstandes ohne Leitung eines anderen zu bedienen.
>
> Selbstverschuldet ist die Unmündigkeit, wenn die Ursache derselben nicht am Mangel des Verstandes, sondern der Entschließung und des Mutes liegt, sich seiner ohne Leitung eines anderen zu bedienen. Habe Mut, dich deines eigenen Verstandes zu bedienen! Ist also der Wahlspruch der Aufklärung.
>
> Faulheit und Feigheit sind die Ursachen, warum ein großer Teil der Menschen, nachdem sie die Natur längst von fremder Leitung freigesprochen, dennoch gerne zeitlebens unmündig bleiben; darum gerade wird es anderen so leicht gemacht, sich zu deren Vormündern aufzuwerfen. Es ist so bequem, unmündig zu sein. Habe ich ein Buch, das für mich Verstand hat, einen Seelsorger, der für mich Gewissen hat, einen Arzt, der für mich die Diät beurteilt (man könnte es ergänzen: einen Fachmann für ›Sicherheit‹, der mich schützt), so brauche ich mich ja nicht selbst zu bemühen. Ich habe nicht nötig, zu denken, wenn ich nur bezahlen kann, andere werden dann das verdrießliche Geschäft schon gerne für mich übernehmen.

---

[10] Vgl. Bitzer, B.: »Die Transaktionsanalyse als Erklärungsmodell für betriebliches Verhalten« in Der Betriebswirt Nr. 3/2009, S. 27 ff. bzw. das Original: Berne, E.: Transaktionsanalyse der Intuition, 4. Auflage Paderborn 2005

> Dass der bei Weitem größte Teil der Menschen den Schritt zur Mündigkeit auch für sehr gefährlich hält, dafür sorgen schon jene Vormünder, die die Oberaufsicht über sie gütigst auf sich genommen haben. Nachdem sie ihr Hausvieh zuerst dumm gemacht haben und sorgfältig verhüteten, dass diese ruhigen Geschöpfe ja keinen Schritt außer dem Gängel wagen, darin sie sie einsperrten, wagen durften: So zeigen sie ihnen nachher die Gefahr, die ihnen droht, wenn sie es versuchen sollten, alleine zu gehen. Nun wäre diese Gefahr zwar nicht eben groß einzuschätzen, denn sie würden durch einige Male fallen wohl endlich gehen lernen; allein ein Beispiel von der Art macht doch schüchtern und schreckt gemeiniglich von allen ferneren Versuchen, zu denken, ab.«

Kant hat hier beschrieben, dass es Menschen gibt, die sich erwachsen verhalten, und andere, die dies nicht tun (weil es bequemer ist). Eric Berne hat mit der Transaktionsanalyse (TA) ein Modell entwickelt, das uns dies deutlich macht und uns hilft, selber erwachsener zu werden, wenn wir uns entsprechend selbstreflektiert verhalten (was wir bei Ihnen voraussetzen, weil Sie sonst dieses Buch nicht in den Händen halten würden).

Das von Eric Berne entwickelte Modell der Transaktionsanalyse ist ein Instrument zur Untersuchung der zwischenmenschlichen Kommunikation. Die TA beschäftigt sich mit der Untersuchung von Transaktionen zwischen den Ich-Zuständen von Personen. Das Modell bietet die Möglichkeit, sich mit dem eigenen Verhalten und den das Verhalten steuernden eigenen Werten, Erfahrungen und Gefühlen auseinanderzusetzen. Mit Hilfe der TA können Konflikte im Kommunikationsbereich geklärt sowie Handlungsalternativen für das Verhalten erkannt und erprobt werden. Deshalb spielt sie auch eine Rolle bei der Entwicklung bewussten und autonomen Verhaltens, denn das eigene Verhalten im Gespräch und ebenso das psychologische Gesprächsklima sind gezielt beeinflussbar.

Den wesentlichen Kern im Modell der Transaktionsanalyse bilden die folgenden angenommenen drei Ich-Zustände des Menschen:

Erwachsenen-Ich

Eltern-Ich

Kind-Ich

Aus diesen drei Zuständen denkt, fühlt und handelt jede Person. Seit unserer Geburt haben wir diese Zustände erlebt und dazu empfundene oder gar vorgelebte Emotionen abgespeichert und in unserem Bewusstsein verinnerlicht. Darüber entwickelt sich unsere Persönlichkeit in unseren Werten, Normen, in unserer Art und Weise zu handeln, zu kommunizieren und unser intuitives Verhalten. Und es macht uns zu dem Menschen, der wir heute sind.

Das Erwachsenen-Ich zeichnet sich durch eine rationale und sachliche Beschäftigung mit der Situation aus. Das Verhalten ist gegenwartsorientiert und sachbezogen. Ein besonderes Merkmal dieses Ich-Zustands sind klärende Fragen zur Analyse der Informationen. Bei einem ausgewogenen Erwachsenen-Ich besteht für den Menschen die Möglichkeit, selbst den jeweiligen Ich-Zustand für seine Reaktion zu aktivieren. Ferner fällt es ihm leichter, das Verhalten des Gesprächspartners sachlicher und überlegter einzuschätzen. Wesentliche Merkmale eines wirklich erwachsenen Menschen sind die Selbstverantwortlichkeit und die emotionale Unabhängigkeit. Menschen verhalten sich selbstverantwortlich, wenn sie für alle Umstände in ihrem Leben selber die Verantwortung übernehmen und sie nicht anderen Personen zuschieben (den Eltern, den Vorgesetzten, den Betriebsräten, den Politikern usw.). Die Selbstverantwortlichkeit wächst, wenn ein Mensch behutsam aber stetig zunehmend Verantwortung erhält, der er entsprechend seines Entwicklungsstandes auch gewachsen ist (und sich nicht überfordert fühlt). In der Theorie war zu lesen, dass Gesellschaft und Wirtschaft »zurzeit eine Phase grundlegender und verwirrender Veränderungen von einer Weisungs- zu einer Selbstverantwortungskultur«[11] durchleben.

Emotional unabhängig sind Menschen, wenn sie wirklich frei entscheiden und nicht mit einem »schlechten Gewissen« umherlaufen müssen, sobald andere ihre Entscheidung nicht gutheißen (und ein schlechtes Gewissen kann ich bekommen, wenn ich der Überzeugung bin, dass ich für die Gefühle anderer Menschen verantwortlich bin).

Erwachsensein kann als anstrengend erlebt werden. Das hat u. a. etwas damit zu tun, dass ein erwachsener Mensch Entscheidungen treffen muss. Interessant ist, dass vor einigen Jahren vermeldet wurde, Experimente von Psychologen der Universität Minnesota hätten gezeigt, dass Entscheidungen treffen zu müssen müde macht; egal ob es sich

---

[11] Geißler, H., Bökenheide, T., Schlünkes, H. und Geißler-Gruber, B.: Faktor Anerkennung: Betriebliche Erfahrungen mit wertschätzenden Dialogen, Frankfurt/Main 2007, S. 19/20

um eine wichtige oder unwichtige Entscheidung handelt. Versuchspersonen schnitten in Mathetests und Selbstbeherrschungsexperimenten schlechter ab, wenn sie sich vorher zwischen Produkten zu entscheiden hatten. Sogar wenn das Auswählen Spaß bereitete – bei Geschenken zum Beispiel – war es eine Belastung für das Gehirn. Dass es tatsächlich die Entscheidung selbst ist, die das Denkorgan strapaziert, wurde so bewiesen: Man bat eine Gruppe von Probanden, sich zu überlegen, welche Gegenstände ihnen gefielen. Die zweite Gruppe machte das Gleiche, musste am Ende aber auch einen Gegenstand auswählen. Auch diesmal schnitt die zweite Gruppe deutlich schlechter ab.[12]

Also überlegen Sie sich, ob Sie in eine Führungsrolle wollen. Führungskraft zu sein bedeutet vor allem, Entscheidungen treffen zu müssen. Tagtäglich. Und das Wort sagt es schon: Sie müssen Kraft aufwenden, um dieser Rolle gerecht zu werden. Es kostet viel Energie. Aber Sie werden erwachsener. Was nichts anderes bedeutet. Sie wachsen emotional.

»In nonverbalen Signalen drückt sich das Erwachsenen-Ich z. B. durch ausgeglichene Bewegungen des Körpers aus.«[13]

»Es entwickelt sich ungefähr ab dem fünften Lebensjahr.«

Das **Eltern-Ich** besteht

- aus dem kritischen Eltern-Ich, das uns klare Grenzen setzen will und uns zum Teil einengt: Setz dich ordentlich hin! Geh' zum Friseur! Wir wollen nicht, dass du Sport studierst, denn du sollst später einmal unsere Zahnarztpraxis übernehmen! ... Das kritische Eltern-Ich zeigt sich im Verhalten in korrigierendem und belehrendem Handeln.[14]
- aus dem stützenden Eltern-Ich, das sich als besonders verständnisvoll und geduldig auszeichnet. Es ist sehr fürsorglich und kann andere damit sogar abhängig machen, sodass sie die Fürsorglichkeit gar erwarten – auch von anderen Menschen.

Werden wir als erwachsene Menschen von anderen Erwachsenen aus dem Eltern-Ich angesprochen, haben wir das Gefühl, dass mit uns von oben herab kommuniziert wird oder wir nicht ernst genommen werden. Wir wünschen uns aber Kommunikation auf Augenhöhe.

---

[12] Süddeutsche Zeitung Nr. 89 v. 16.04.2008, S. 18
[13] vgl. Brinkmann, R.D.: Mitarbeiter-Coaching, 3. Auflage Heidelberg 2000, S. 57
[14] ebd., S. 56

Beim **Kind-Ich** gibt es nach Eric Berne drei Unterformen:

- Das angepasste Kind-Ich: Ich mache alles, was andere von mir erwarten (Tendenz zu Überangepasstheit). Ich bin kompromissbereit, rücksichtsvoll und falle nicht auf. Ich halte mich an Vorgaben, Richtlinien und Normen.
- Das rebellische Kind-Ich (gegenteilige Verhaltensausprägung zum angepassten Kind-Ich): Ich mache meistens genau das Gegenteil von dem, was andere von mir erwarten und werde trotzig.
- Die dritte Unterform wird als natürliches Kind-Ich bezeichnet: Ich kann mich als Mensch frei und entsprechend meiner Neigungen und Talente entwickeln. Ich bin phantasievoll, kann meine Gefühle zum Ausdruck bringen und genieße das Leben. Meine offene, spontane Art kann von anderen allerdings auch in impulsiven und chaotischen Zügen verstanden werden. Meine Begeisterung für viele Themen und Dinge kann von anderen gegenteilig – und damit widersprüchlich – empfunden werden.

Auch als biologisch erwachsene Menschen können wir uns im Kind-Ich aufhalten, ohne dass unser Verhalten als auffällig betrachtet werden würde: Zum Beispiel wenn wir mit Freunden auf Feiern ausgelassen sind oder uns im Sportverein Witze erzählen, die man ansonsten von »reifen Persönlichkeiten« nicht erwarten würde. Es gibt aber auch biologisch erwachsene Menschen, die sich fast ausschließlich im Kind-Ich aufhalten und jegliche Verantwortung abschieben wollen (wie schon Kant entdeckt hat). Diese Menschen haben sich ein Überlebenskonzept angeeignet, das wie folgt umschrieben werden kann: Ich kann nichts, ich bin klein und hilflos, übernehme jemand anders die Verantwortung!

Auf diese Menschen treffen wir überall: in der U-Bahn, beim Friseur – und natürlich auch in einer Zahnarztpraxis – und hier eben auch nicht nur im Wartezimmer.

In Unternehmen tragen diese Menschen nicht unbedingt zum Erfolg bei. Im Gegenteil: Bei genauerer Betrachtung gelangt man gelegentlich zu der Einsicht, dass sie dem Unternehmen mehr Energie nehmen (in Form von Geld), als sie einbringen. Kann ich auf diese Menschen nicht in der Form einwirken, dass sie sich entsprechend entwickeln, dann ist es besser für das Unternehmen – und auch für diese Menschen – wenn man sich voneinander trennt. Dann ergibt sich für diese Menschen in einem anderen Umfeld vielleicht die Möglichkeit zu erkennen, dass die Schwierigkeiten, auf die sie in der Zusammenarbeit mit anderen Menschen stoßen, unter Umständen auch etwas mit ihnen selbst zu tun haben; und eben nicht nur mit den anderen. An dieser Erkenntnis könnten sie dann wachsen – wenn sie es wollen.

In einigen Fällen kann es sein, dass es einfach nicht gelingen kann, mit einem Mitarbeiter ein Verhältnis herzustellen, das von gegenseitiger Wertschätzung über eine Kommunikation auf der Erwachsenen-Ebene geprägt ist. Gelegentlich finden sogenannte Projektionen statt, d. h., dass ich unbewusst mit Personen Konflikte austragen will, die ich eigentlich an anderer Stelle austragen müsste. Als Beispiel führen wir hier einen Praxisinhaber an, der bei einem seiner Mitarbeiter immer Trotz erzeugte, obwohl er sich nach eigenem Bekunden ausdrücklich darum bemühte, mit diesem Mitarbeiter auf der Erwachsenen-Ebene zu kommunizieren. Es kann sein, dass dieser Mitarbeiter in ihm in seiner Rolle als Führungskraft (und damit als Autoritätsperson) unbewusst eine andere Autoritätsperson sieht (etwa den eigenen Vater), gegen den der Mitarbeiter trotzig reagiert. Fehlt ihm die Selbstreflexion, dies zu erkennen und an sich zu arbeiten, kann der Arzt sich noch so viel Mühe in der Kommunikation geben: Er bekommt etwas ab, was eigentlich woanders hingehört. Letztendlich wird sich der Arzt von dem Mitarbeiter trennen müssen, wenn er diesen zusätzlichen Energieaufwand, den sein Trotz bedingt, nicht mehr leisten will.

Unsere persönliche Vermutung ist, dass wir alle auf diesem Planeten Erde sind, um zu lernen und uns das Leben lang zu entwickeln. Wenn wir die Entwicklung abgeschlossen hätten, würden wir das Erwachsenen-Ich zu einhundert Prozent ausfüllen. Die weitere Annahme ist, dass es solche Menschen auf diesem Planeten so gut wie nicht gibt. Sie wären dann wohl Heilige oder Gurus und jenseits von Gut und Böse. Das Gleiche gilt für das zuvor vorgestellte Persönlichkeitsmodell. Auch hier gibt es niemanden, der alle vier Grundtypen vollständig abdeckt (was wohl auch ziemlich langweilig wäre ...).

Wohl jeder kennt aus seinem Lebens- und auch Arbeitsbereich Menschen, die sich entsprechend der TA kindlich verhalten. Die Frage ist, warum sie das tun und wie man sie aus diesem kindlichen Verhalten zu mehr erwachsenem Verhalten hinbewegen kann.

Erwachsensein heißt, dass man für sich (ein-)steht, dass man sich nicht hinter anderen versteckt, dass man den Kopf oder die Brust hinhält und Rückgrat zeigt.[15] Das kann auch heißen, dass man ganz alleine dasteht. Allerdings haben vor dieser Perspektive die meisten Menschen Angst. Diese Angst verhindert letztlich auch, dass Menschen sich entwickeln – denn Entwicklung heißt auch, völlig neue Wege zu gehen und Dinge auszuprobieren, von denen ich nicht weiß, wie sie enden und was dabei herauskommt. Vielleicht bedrohen diese Veränderungen auch meine Existenz; also bleibe ich lieber da stehen, wo ich mich befinde. Denn hier kenne ich mich aus, hier fühle ich mich sicher.

Menschen, die sich nicht verändern, entwickeln sich auch nicht. Sie bleiben buchstäblich stehen. Sie haben Angst. Ihnen fehlt Sicherheit.

Als Führungskraft (oder Coach) habe ich die Möglichkeit, anderen Menschen Sicherheiten aufzuzeigen. Ich reiche ihnen quasi die Hand und führe sie in Neuland, in das sie sich ohne die begleitende Hand nicht hineinwagen würden. Ich gebe ihnen stückweise Verantwortung und erkenne Fehler als notwendige Erkenntnis für persönliche (Weiter-)Entwicklung (diese Fehler sollten daher nur einmalig passieren und in eine anschließenden Lernkurve übergehen). Als Führungskraft ermutige ich meine Mitarbeiter, mich bei Fragen und/oder Unsicherheiten jederzeit ansprechen zu können. So können sie sich schrittweise in Bereiche vorwagen, die ihnen zuvor Angst gemacht haben (und damit vor Bestrafung, die sie früher aus dem kritischen Eltern-Ich für Fehler erhalten haben). Sie sammeln positive Erfahrungen und bekommen mehr Vertrauen zu sich selbst und spüren ihr Selbstwertgefühl wachsen.

Das ist übrigens auch das, was Personalentwicklung[16] ausmacht.

Dass dies bei Führungskräften viel Geduld und eigene Reife voraussetzt, ist selbstverständlich. Dass diese reifen Führungskräfte nicht massenhaft anzutreffen sind, verstärkt die Vermutung, dass die oben getroffenen Annahmen der Wahrheit nahekommen könnten. Alle Menschen haben Entwicklungspotenzial. Auch die Führungskräfte.

---

[15] Vielleicht kennen Sie das sehr schöne Lied »Zum Meer« von Herbert Grönemeyer, das an dieser Stelle eigentlich erklingen müsste.

[16] Das Selbstwertgefühl wird im Zusammenhang zum Führungsthema (und auch sonst) leider völlig unterschätzt und kaum berücksichtigt. Wir können diesem Aspekt hier leider nicht gerecht werden, bieten Ihnen aber an, Ihnen auf Wunsch kostenlos und unverbindlich ein sogenanntes Exzerpt aus dem Grundlagenbuch (»Die 6 Säulen des Selbstwertgefühls«) zu diesem Thema von Nathaniel Branden per Mail zu senden. Kontaktmöglichkeiten unter Telefon 042924330 oder kontakt@inpexconsult.de

Für die Entwicklung von uns Menschen – das soll an dieser Stelle klar herausgestellt werden – ist eine gesunde Mischung aus kritischem und unterstützendem Eltern-Ich während der Kindheit und Pubertät erforderlich. Wenn heranwachsenden Menschen überhaupt keine Grenzen gesetzt werden, ist dies mit Sicherheit ähnlich schädlich, wie die permanente Unterdrückung und Sanktion ihrer Neigungen und Bedürfnisse.

Über das Modell der TA lässt sich der Wunsch nach »Augenhöhe« bildlich darstellen (siehe Abb. 4):

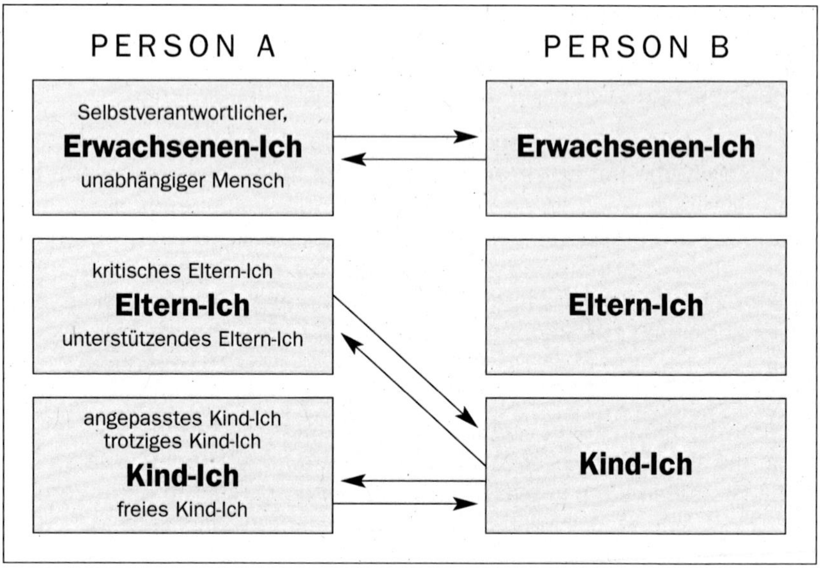

Abbildung 4: Das Modell der Transaktionsanalyse nach Eric Berne

Kommunizieren zwei Menschen (Person A + B) im Erwachsenen-Ich miteinander, erleben sie es auf Augenhöhe. Selbst wenn sie sich beide in dem Moment im Kind-Ich unterhalten, weil sie vielleicht gerade auf einer Feier und ausgelassen und albern sind, befinden sie sich auf Augenhöhe und haben kein Kommunikationsproblem miteinander.

Spricht allerdings Person A »von oben herab« mit Person B (siehe schräge Pfeile), fühlt Person B sich unwohl und reagiert vermutlich trotzig oder angepasst. Person B wünscht sich eine Kommunikation auf Augenhöhe, da sie erst dann fühlt, dass sie als erwachsener Mensch ernst genommen und nicht kleingemacht (unterdrückt) werden soll.

Kommunikation auf der Ebene des Erwachsenen-Ichs kommt gegenseitiger Wertschätzung und damit gegenseitigem Respekt gleich.

Andersherum funktioniert das Modell ebenfalls. Person A möchte mit Person B auf der Erwachsenen-Ebene kommunizieren, Person B schiebt ihre Verantwortung ab (macht sich klein) und sagt: »Ich kann das nicht. oder »Ich traue mich nicht«.

Die letzte Variante kommt vermutlich nicht seltener vor als die Vorherige. Nicht ohne Grund spricht man in Unternehmen von »Firmenbewohnern«, die vor allem dadurch auffallen, dass sie der Übernahme von Verantwortung aus dem Wege gehen.

Unseres Erachtens gibt es nur eine einzige natürliche Hierarchie, und die existiert zwischen Eltern und Kind. Alle anderen Hierarchien sind künstlich und von Menschen erdacht, z. B. aus betrieblichen, politischen, religiösen Gründen. In der Hierarchie zwischen Eltern und Kind ist es eine große Aufgabe der Eltern, die Kinder zu Selbstständigkeit, Selbstverantwortung und emotionaler Unabhängigkeit zu erziehen und an den richtigen Stellen loszulassen und den erwachsen werdenden Menschen auch als solchen zu behandeln und ihm auf dieser Ebene auf Augenhöhe zu begegnen. Viele Eltern haben damit Probleme und kommunizieren auch dann noch »von oben herab« mit ihren Kindern, wenn diese selbst fast schon das Greisenalter erreicht haben.

Auch in Betrieben oder Zahnarztpraxen gibt es zahlreiche Zeitgenossen, die entweder andere von oben herab behandeln und nicht selten mit dem Selbstbild durch die Welt wandern, sie seien nur auf der Erde, um anderen zu helfen (das ist auch »von oben herab«). Und es gibt viele Menschen, die sich kleinmachen, nicht an ihr wirkliches Potenzial glauben und sich lieber unterordnen und vielleicht aus der Deckung heraus andere beschießen und den Leistungsträgern respektive High Potentials das Leben schwermachen. Wilhelm Reich, u. a. Psychoanalytiker und Freud-Schüler,[17] beschreibt in seinem Buch »Rede an den kleinen Mann«[18] quasi den selbst zerfleischenden Kampf des »kleinen Mannes« (bzw. der Menschheit) auf dem Weg zum erwachsenen Wesen. So appelliert er auf Seite 72 an den kleinen Mann: »Du hast Dein Leben in Deiner Hand, vertrau es niemand anderem an, am allerwenigsten den

---

[17] Wilhelm Reich ist viel mehr als nur Psychoanalytiker und Freud-Schüler – dem kann man an dieser Stelle leider nicht gerecht werden.

[18] Reich, Wilhelm: Rede an den kleinen Mann, 16. Auflage, Frankfurt am Main 2007

von Dir gewählten Führern. Sei Du selbst! Das haben Dir schon sehr viele große Männer gesagt!«

Führungskräfte können die TA nutzen, um sich über sich selbst und zu ihren Mitarbeitenden ein besseres Bild zu verschaffen, um dadurch die eigene Entwicklung (und die der Mitarbeitenden) zu beschleunigen.[19]

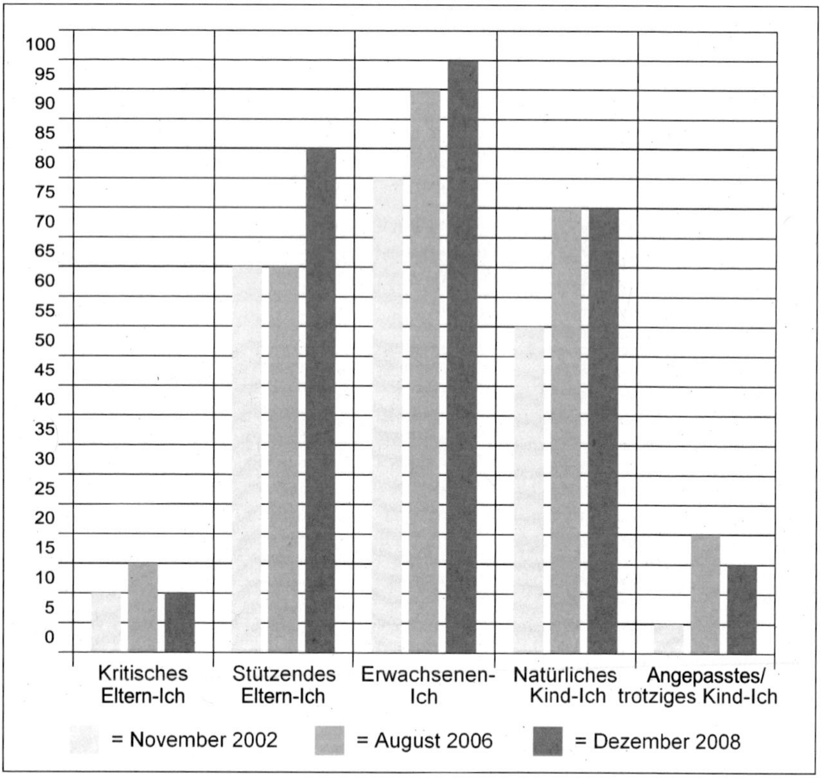

Abbildung 5: Jahresvergleich der über einen Fragebogen ermittelten Veränderungen in den TA-Ich-Ebenen

Eine gute Möglichkeit, die TA praktisch einzusetzen, besteht in der Nutzung eines Fragebogens.[20] Dieser kann zur Selbstbestimmung und über Jahre hinweg immer wieder zur Messung der eigenen Entwicklung aus-

[19] vgl. Brinkmann, Ralf D., a. a. O., S. 55

[20] Dieser Fragebogen, über den sich der Entwicklungsstand messen lässt, ist abgedruckt in Kälin, Karl/Müri, Peter: Sich und andere führen, 15. Auflage, Bern 2005, S. 43 ff.

gefüllt werden. Durch diesen Fragebogen erhält die entsprechende Person Werte zur Bestimmung des kritischen sowie des stützenden Eltern-Ichs, des Erwachsenen-Ichs sowie des natürlichen und des angepassten Kind-Ichs. Abbildung 5 zeigt die Ergebnisse einer Person, die diesen Fragebogen in den Jahren 2002, 2006 und 2008 ausgefüllt hat. In der Zeit zwischen 2002 und 2006 gab es bei dieser Person drastische Veränderungen im privaten Bereich. Die Person hat damit entsprechende Erfahrungen gesammelt und sich mit externer Unterstützung reflektiert. Von daher sind die deutlicheren Sprünge zwischen 2002 und 2006 nicht nur mit der Länge des Zeitraums erklärbar, sondern vor allem durch die zusätzlichen Erfahrungen, die sich im Anstieg des Erwachsenen-Ichs manifestieren.

Wir hatten ja schon darauf hingewiesen, dass wir eine besondere Relevanz der TA für Zahnarztpraxen erkannt zu haben glauben. Wenn wir sie im Seminar vor Ärzten und Praxismanagern erläutern, wird uns das zumindest sehr häufig bestätigt. Wir fragen jetzt ein wenig ketzerisch, wie Sie transaktionsanalytisch den in vielen Praxen gängigen Umgangston zwischen Behandler und den Mitarbeitenden einordnen, wenn Ihr Mitarbeiter Sie mit Frau oder Herr Doktor anspricht, Sie aber sagen: »Christina, können Sie mir bitte den Spiegel geben ...«

Klar, da ist Hierarchie drin. Und auf der anderen Seite wundern sich die Behandler dann, dass sich bestimmte Mitarbeitende unreif verhalten. Noch eine ketzerische Frage: Von wem sollte der Impuls ausgehen, mehr emotionale Reife in Ihr Team zu bekommen? Wer hat die Verantwortung für das Verhalten in Ihrem Betrieb? Die Antwort liegt natürlich auf der Hand: Sie sind es.

Im letzten Teil dieses Kapitels geht es darum, die TA weiterzuentwickeln und auf ihrer Grundlage aufbauend ein Modell zur Erklärung von Machtmissbrauch zu konstruieren, der sich überall ereignen kann. Der Benediktinermönch und Berater Anselm Grün liefert hierzu folgende Beispiele:

»Das ist ein beliebtes Machtspiel des ›kleinen Beamten‹. Dort, wo er Macht hat, lässt er alle anderen warten. Da zeigt dann die Buchhaltung ihre Macht den anderen Abteilungen gegenüber, indem sie ihnen die Informationen verweigert oder sie länger warten lässt, als es notwendig wäre. Es gibt viele solcher Machtspiele (...). Solche Machtspiele können das ganze Gefüge eines Betriebs durcheinanderbringen und lähmen.«[21]

[21] Grün, A.: Menschen führen – Leben wecken, München 2006, S. 41/42

Reifen Persönlichkeiten kann unterstellt werden, dass sie ihre Macht nicht missbrauchen und dazu einsetzen, andere kleinzumachen oder kleinzuhalten, damit sie sich selbst als größer empfinden. Sie sind sich ihrem Selbst bewusst (bzw. selbstbewusst) und stehen zu sich selbst. Das folgende Modell geht daher von Macht aus, die sich in Händen von weniger entwickelten Personen befindet. Macht ist grundsätzlich überhaupt nichts Negatives, sie wird es aber, wenn sie eingesetzt wird, um andere Menschen zu steuern oder zu unterdrücken.[22] Das funktioniert letztendlich aber nur, wenn man auf Menschen trifft, die sich steuern oder unterdrücken lassen; weil sie sich selbst klein fühlen Selbstverantwortung ablehnen. Macht funktioniert dann, wenn sie nicht aus einer natürlichen Potenz heraus kommt, über Erpressung, Intrigen, Mobbing und Kontrolle. Hier liegen auch die Wurzeln für Terror (und dabei ist vor allem an Terror im Betrieb oder in der Familie gedacht). Der Terror kann sich physisch und/oder psychisch ausdrücken. Hinter Terror steht Fanatismus, der eben nicht nur politisch oder religiös motiviert sein muss, sondern auch im privaten Bereich zu beobachten ist.

Doch was steckt dahinter? Würde eine reife Persönlichkeit einen anderen Menschen unterdrücken? Auf welcher TA-Ebene bewegen sich die Menschen, die Macht missbrauchen?

Wer darüber nachdenkt, kommt sehr schnell zu der Erkenntnis, dass sich die Menschen, die Macht missbrauchen, vor allem auf der Ebene des kritischen Eltern-Ichs bewegen. Das heißt, dass sie selber sehr wahrscheinlich so erzogen wurden und vieles in ihnen unterdrückt wurde. Deshalb entwickelte sich ihr Erwachsenen-Ich nicht in dem Maße, wie es für sie selbst und andere in ihrem Lebensumfeld gesünder wäre. Macht gibt diesen Personen das Gefühl, dass sie es »geschafft« haben, dass sie anerkannt sind und sich in der Welt der »Erwachsenen« etabliert haben und dass sie besonders erfolgreich sind (wenn Erfolg vor allem an materiellen Kriterien gemessen wird wie Geld und allgemein Besitztum). Besonders »gut« funktioniert ihr Erfolg, wenn sie Menschen um sich haben, die sich eher als Opfer verhalten und wenig Selbstverantwortung für ihr eigenes Leben übernehmen. Die haben dann das Gefühl, dass sie sich einer starken Person (einem »Führer«)

[22] In der »Autobiographie eines Yogi« von Paramahansa Yogananda, 6. Nachdruck 2007, S. 435 wird über ein »Wortgeplänkel« zwischen Alexander dem Großen und einigen brahmanischen Asketen berichtet, das von Plutarch überliefert wurde. Alexander stellte dabei wohl u. a. die folgende Frage: Wie kann sich der Mensch am besten beliebt machen? Die Antwort: Der Mensch wird dann geliebt, wenn er anderen trotz seiner großen Macht keine Angst einflößt.

angeschlossen haben und dass ihnen dadurch nichts passieren kann. Fritz Riemann schreibt dazu: »... wer sein Ich nicht stark entwickelt, braucht ein stärkeres Ich draußen als Halt, von dem er immer abhängiger wird, je schwächer er selbst bleibt.«[23]

»Das Opferspiel ist äußerst beliebt, weil es praktisch ist. Wer sich als Opfer bezeichnen kann, der hat normalerweise die Mehrheit der Menschen auf seiner Seite, und (...) erhält die Zuneigung und Aufmerksamkeit, ja vielleicht sogar Bewunderung ...«[24]

Was verhindert aber, dass Menschen sich aufmachen, um erwachsen zu werden, d. h. in Freiheit und Unabhängigkeit leben zu wollen? Welches Gefühl steckt dahinter?

In diesem Kapitel wurde diese Frage schon beantwortet: Angst. »Wer Angst hat, gibt die Angst nach unten weiter.«[25] »Angst und Aggression hängen eng zusammen ...«[26]

Angst macht klein, schnürt ein und behindert die Entwicklung. Angst ist fehlende Sicherheit. Und Sicherheit erlange ich dann, wenn mir jemand wohlwollend die Hand reicht und mir hilft, Bereiche des Lebens zu betreten, in denen ich mich ansonsten überfordert fühlen könnte. Ich verliere meine Angst, wenn mir jemand Aufmerksamkeit, Anerkennung, Sympathie, Wertschätzung usw. schenkt. Das sind alles unterschiedliche Formen für ein und dasselbe Gefühl: Anerkennung bzw. (platonische) Liebe.

Wir können die folgende Anmerkung von René Egli bestätigen:

»Es gibt intelligente Manager, die beginnen zu lachen oder sich unwohl zu fühlen, wenn ich in Seminaren über das Thema Liebe spreche.«[27]

Allein Liebe (in ihren weiteren Formen wie Zuwendung, Anerkennung, Nächstenliebe etc.) löst Angst auf, denn das Gegenteil von Liebe ist nicht Hass, sondern Angst. Angst macht krank, Liebe macht gesund. Führungskräfte, die ihre Mitarbeiter lieben, d. h. gerne mit ihnen zusammen sind oder sich auf die Arbeit mit ihnen freuen, haben gesunde und motivierte Mitarbeiter. Führungskräfte, die ihre Mitarbeiter ablehnen,

---

[23] Riemann, Fritz: Grundformen der Angst, 36. Auflage München 2006, S. 62
[24] René Egli: Das LOL2A-Prinzip Teil 1, 38. Auflage, Oetwil 2009, S. 35
[25] Grün, A.: a. a. O., S. 43
[26] Riemann, Fritz, S. 31
[27] René Egli, S. 54

respektlos behandeln, unterdrücken usw. machen ihre Mitarbeiter dadurch sogar krank: »Denn viele Arbeitnehmer werden krank, weil sie ständig gekränkt werden. Man hat längst erkannt, dass der Krankenstand eines Betriebes Ausdruck für das Betriebsklima ist. Wenn Mitarbeiter sich nicht ernst genommen fühlen, werden sie viel eher krank. Wenn sie entwertet und verletzt werden, drücken sich die seelischen Verletzungen auch körperlich aus. Wer Angst in der Firma verbreitet, wird vielleicht kurzfristig die Arbeitsleistung steigern. Aber auf Dauer erzeugt er eine Demotivierung und ein krankmachendes Klima, das die Leistung schmälert.«[28]

Wer das vorgestellte Modell und die Ausführungen im Hinblick auf Personalentwicklung durchdenkt, kommt zu dem Schluss, dass betriebliche Weiterbildung immer auch das Ziel verfolgen sollte, dass wir Menschen uns in das Erwachsenen-Ich hineinentwickeln bzw. weiterentwickeln und dadurch innere Freiheit und Selbstverantwortlichkeit erlangen. Denn »die Wirtschaft hat mehr dazu beigetragen, Kultur und ideelle Werte auf unserer Erde zu verbreiten, als Kirchen oder Regierungen. Mit Werten, die von der Seele geprägt sind, ist das moderne Unternehmen am ehesten in der Lage, die Welt zu verändern.«[29] Das kann doch auch für Ihre Praxis gelten?!

Nach diesen beiden einleitenden Kapiteln, die den theoretischen Bezugsrahmen zu diesem Buch bilden, können wir uns besser gemeinsam über die nachfolgenden Themen Personalentwicklung und Führung verständigen.

2.3 Personalentwicklung

Personalentwicklung (PE) ist ein feststehender Begriff, und wir verzichten an dieser Stelle darauf, Ihnen eine der zahllosen Definitionen aus Lehrbüchern anzubieten. Stattdessen wollen wir auf die beiden vorangegangenen Kapitel aufbauen und unsere eigene Auffassung von Personalentwicklung verdeutlichen.

---

[28] Grün, A.: a. a. O., S. 42

[29] Secretan, Lance H. K.: Soul-Management. Der neue Geist des Erfolgs – die Unternehmenskultur der Zukunft, München 1997, S. 64

Im Rahmen von Balanced-Scorecard angestellten Überlegungen kam heraus, dass Personalentwicklung als sogenannter Leistungstreiber bezeichnet werden kann. Investitionen in PE-Maßnahmen zahlen sich aus, sofern sie sinnvoll sind und der PE-Anbieter für Qualität bürgt. Gute PE-Maßnahmen nehmen konstruktiven Einfluss auf die Motivation der Mitarbeiter, motivierte Mitarbeiter sind gesünder (und die Wirtschaftlichkeit des Unternehmens weniger mit Fehlzeiten belastet), sind produktiver, arbeiten qualitätsbewusster, sorgen dadurch für mehr Kundenzufriedenheit und tragen somit auch zu einer verbesserten Kundenrentabilität bei. Wird ein Teil der Rendite wieder in PE-Maßnahmen investiert, werden sich das Unternehmen und dessen Mitglieder ständig weiterverbessern (siehe Abb. 6), die entsprechende Qualität des PE-Anbieters vorausgesetzt.[30]

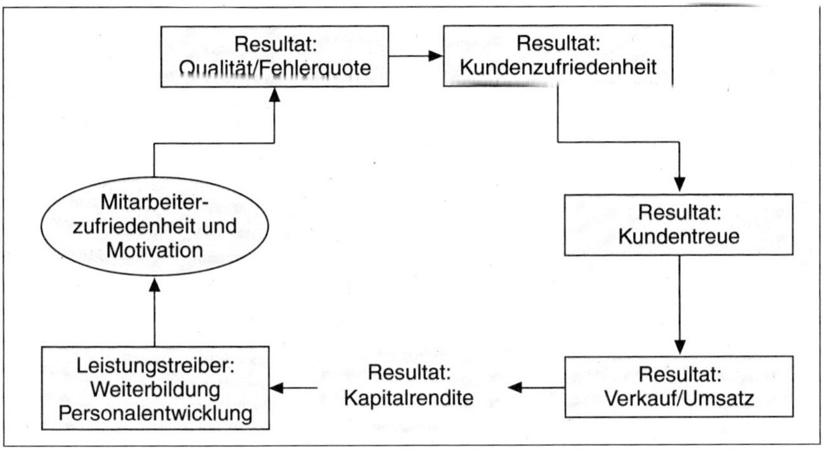

Abbildung 6: In Anlehnung an Kaplan, R. S./Norton, D. S., Balanced Scorecard, 1997, S. 9

Falls Sie – so wie einer der beiden Autoren – schon ein paar Lenze mehr auf dem Buckel haben, können Sie sicherlich bestätigen, dass es im Leben immer wieder Phasen gibt, in denen man sich die Frage stellt, was eigentlich der Sinn des Lebens ist. Es gibt ab und an Phasen im privaten und/oder beruflichen Kontext, die wir uns nicht freiwillig ausgesucht haben und die als besonders anstrengend empfunden werden.

[30] Im Gegensatz zum Pseudonym Richard Gris (Warum Seminare sinnlos sind, Süddeutsche Zeitung Nr. 284 v. 7. Dez. 2008, S. V2/1 oder Die Weiterbildungslüge, Frankfurt 2008 sind die Verfasser dieser Zeilen nicht der Meinung, dass 80 Prozent aller Weiterbildungen am Transfer des Gelernten in den Berufsalltag scheitern, weil angeblich keine Lernoffenheit und Veränderungsbereitschaft vorhanden sind, sondern – wenn die Prozentzahl überhaupt stimmt – dass dies auch mit der Qualität der Weiterbildungsanbieter zusammenhängt.

Haben wir diese Phasen allerdings überstanden und stehen schon auf der anderen Seite des Tals und blicken zurück, können wir oft erkennen, dass wir in diesen schweren Zeiten am meisten gelernt und uns entwickelt haben. Wir mussten uns in unserem Verhalten verändern, weil wir mit unserem alten Verhalten immer wieder auf die gleichen Probleme (wir sollten besser von Herausforderungen sprechen) stießen und einfach nicht weiterkamen. Die von uns vollzogene Veränderung geschah aber nur unter Schmerzen – im übertragenen Sinne. Wir gaben unseren alten Standpunkt auf und kamen zu neuen (Ein-)Sichten, weil wir uns bewegt haben. Dadurch konnten wir auf einmal aus einer anderen Perspektive auf Dinge blicken, die wir vorher mit ganz anderen Augen wahrnahmen.

»Die Krise helfe auch, das Leben neu auszurichten. Der Schmerz des Verlustes ›akzentuiert‹ das Ende einer Lebensphase und markiert den Übergang zu einer neuen Zeit und einem anderen Lebensweg.«[31] Krise ist auch immer ein Wendepunkt.

Wenn wir auf solche Art in Bewegung gekommen sind, hat PE stattgefunden. Wir können bei uns im emotionalen Bereich Wachstum feststellen, fühlen uns selbstsicherer, wirken souveräner, sind gesünder, erfolgreicher usw. und könnten dies sogar über den Fragebogen zur TA messen. Unser Erwachsenen-Ich ist in die Höhe gegangen.

Glauben Sie, dass jemand wächst, der auf autoritäre Weise zu neuen Verhaltensweisen gezwungen wird? Wenn diese Person jene neuen Verhaltensweisen angenommen hat, dann ist sie emotional nicht gewachsen. Eher das Gegenteil ist eingetreten. Sie macht jetzt zwar das, was sich die Führungskraft gewünscht hat, ist aber mehr oder weniger dressiert worden und macht »Männchen«, wenn es angesagt ist. Wir hoffen, dass Sie in Ihrer Praxis lieber reife Persönlichkeiten um sich haben wollen, und keine dressierten. Von Ja-Sagern umgeben zu sein, macht es einem auf den ersten Blick zwar einfacher, nach dem Motto:

»Alle tanzen nach meiner Pfeife«. Aber was bewirkt das? Entwickle ich mich als Führungskraft selbst auch, wenn alle immer zu allem Ja sagen? Wir gehen einfach davon aus, dass Sie dieses Buch in die Hand genommen haben, weil Sie sich selbst reflektieren wollen. Dazu benötigen Sie um sich herum ebenfalls mehr oder weniger reife Persönlichkeiten, mit denen Sie gemeinsam wachsen werden.

[31] Weber, Christian: Diagnose Trauer, in Süddeutsche Zeitung Nr. 40 v. 17. Feb. 2012, S. 16

Und Personalentwicklung bedeutet Wachstum respektive Entwicklung. Wenn Sie Ihren Mitarbeitern Entwicklungsmöglichkeiten anbieten wollen, sollte dies PE sein, die neue oder andere Wege aufzeigt, es aber immer jedem selbst überlässt, ob er diesen Weg auch ausprobiert. Niemand hat das Recht, dies für einen anderen Menschen zu entscheiden. Wer sich das herausnimmt, will sich automatisch erhöhen und erniedrigt damit andere Menschen. Das widerspricht grundsätzlich unserer persönlichen Auffassung von PE.[32] Für uns impliziert PE das Wort Entfaltung. Wer uns die Möglichkeit gibt, dass wir unsere Fähigkeiten, Talente, Kompetenzen usw. entfalten können, unterstützt uns bei unserer persönlichen Entwicklung. Damit wir uns entfalten können, benötigen wir die entsprechende Freiheit.

Um unsere Auffassung argumentativ zu unterstützen, wollen wir an dieser Stelle noch einmal Kant bemühen, der vom Bremer Hirnforscher Gerhard Roth zum Thema Pädagogik zitiert wird:

»Kant ging bei seinen Überlegungen zu Schuld und Strafe davon aus, dass Strafe ›wehtun‹ müsse – entsprechend dem sogenannten Talion-Prinzip (›Auge um Auge, Zahn um Zahn‹). Jeder Experte aber weiß, dass Strafe, die körperlich oder psychisch wehtut, ein schlechtes pädagogisches Instrument ist, denn sie führt in aller Regel nicht zu Besserung, sondern ihrerseits zum Drang nach Rache für die erlittenen Demütigungen und Schmerzen, und zwar umso mehr, je größer die Demütigungen und Schmerzen sind.« [33]

Das werden autoritär strukturierte Menschen vermutlich kaum verstehen (wollen). Dass es zu Kants Zeiten noch deutlich autoritärer zuging als heute, ist uns allen klar – aber auch heute noch sind wir eher autoritär strukturiert (was transaktionsanalytisch bedeutet, dass wir immer noch oft aus dem kritischen Eltern-Ich heraus agieren).

Heutzutage ist es noch so, dass viele Entscheider in Betrieben denken, dass PE mit Druck funktioniert. Ich kann als Führungskraft natürlich einem Mitarbeiter verordnen, eine bestimmte PE-Maßnahme zu absolvieren; wenn es dann aber nicht gelingt, das Gegenüber davon zu überzeugen, die Maßnahme aus eigener Überzeugung anzunehmen, geht die PE-Maßnahme nicht »unter die Haut«. PE ist dann erfolgreich, wenn wir

---

[32] Es gibt immer Ausnahmen im Leben bzw. Situationen, in denen man anderes Verhalten praktizieren sollte. Lesen Sie hierzu bitte das Kapitel 3.3 über den Umgang mit schwierigen Mitarbeitern.

[33] Roth, Gerhard: Aus Sicht des Gehirns, Frankfurt 2009, S. 203

Zuwachs im erwachsenen Verhalten an uns selbst feststellen können (und schön ist es, wenn das auch die anderen feststellen). Erika J. Chopich bietet eine Aufzählung von sieben Punkten, an denen wir unser eigenes erwachsenes Verhalten überprüfen können:

1. Ich kann über meine Reaktion auf irgendeine Situation selbst entscheiden, und meine eigenen Entscheidungen und Reaktionen bewirken mein Glück oder Unglück, nicht andere Leute, Aktivitäten oder Suchtstoffe.

2. Die Gefühle der anderen entstehen infolge ihrer eigenen Entscheidungen über ihre Absichten, ihre Überzeugungen und ihr Verhalten. Deswegen bin ich nicht für ihre Gefühle verantwortlich, es sei denn, ich hätte die Absicht, sie zu verletzen. Es ist egoistisch, von den anderen zu erwarten, die Verantwortung für meine Gefühle zu übernehmen. Es ist jedoch nicht egoistisch, sondern liebevoll, die Verantwortung für meine eigenen Gefühle zu übernehmen.

3. Leid ist ein Lehrer, von dem ich lernen kann. Leid zerstört nicht, es tut nur weh, und ich kann damit umgehen. Wenn ich mit Leid umgehen kann, indem ich daraus lerne, werde ich stärker.

4. Ich kann nur meine eigenen Überzeugungen, Gefühle und Handlungen kontrollieren, nicht die eines anderen. Ich kann nur meine eigene Absicht kontrollieren, nicht die eines anderen.

5. Wenn ich der Kontrolle anderer widerstehe, werde ich durch meinen eigenen Widerstand kontrolliert. Nur wenn ich meine eigenen Entscheidungen treffe und nicht nur den Entscheidungen anderer Widerstand entgegensetze, werde ich frei.

6. Wenn ich für meine eigenen Bedürfnisse sorge und mich glücklich mache, handle ich selbstverantwortlich. Ich bin nur egoistisch, egozentrisch und bedürftig, wenn ich von anderen erwarte, dass sie ihre Bedürfnisse ignorieren, um meine zu erfüllen.

7. Wahrheit = Liebe. Wenn wir anderen nur Bestätigung geben, fördern wir ihre Abhängigkeit von unserer Bestätigung. Wenn wir uns und anderen die Wahrheit sagen, voller Mitgefühl und ohne uns oder den anderen zu verurteilen, bieten wir ihnen und uns selbst eine Wachstumschance.[34]

---

[34] Chopich, Erika J.: Aussöhnung mit dem inneren Kind, Berlin 2009, S. 67

Wir sehen, dass es nicht so einfach ist, sich erwachsen, reif und souverän zu verhalten. Aber wir sollten uns gegenseitig Mut zusprechen, dass es Wert ist, diesen mühevollen Weg zu gehen. Und das Tolle ist, dass wir uns alle gegenseitig unterstützen, in diesem Leben zu wachsen. Im Grunde können wir uns z. B. bei besonders schwierigen Mitarbeitern bedanken, denn sie haben uns herausgefordert, an unsere bisherigen Grenzen zu gehen, diese zu überschreiten und unseren eigenen Handlungsspielraum zu erweitern. PE ist niemals einseitig! Wenn wir z. B. als Trainer auftreten, profitieren wir u. a. immer wieder neu von den Erfahrungen der Trainingsteilnehmer – auch wenn einige glauben, wir würden mit fast jeder Führungsaufgabe sofort zurechtkommen; was natürlich nicht der Fall ist! Wir sind alle zum Lernen hier. Das könnte der Sinn des Lebens sein. Und inneres Wachstum ist zweifellos der größte Wachstumsmarkt.[35]

»Du zwingst ihn nicht, schlägst ihn nicht, befiehlst ihm nicht, weil du weißt, dass Weich stärker ist als Hart, Wasser stärker ist als Fels, Liebe stärker als Gewalt.« (Hermann Hesse, Siddhartha)[36]

---

[35] Egli, R., a. a. O., S. 54

[36] Zitiert in: Egli, R., S. 128

3 Mitarbeiterführung

Auch wenn wir schon die ganze Zeit dabei sind, wollen wir uns jetzt noch einmal konkret mit dem Thema Führung beschäftigen und dieses Kapitel mit einem Ausspruch eröffnen, der von Laotse stammen soll:

> »Herrscht ein ganz Großer, so weiß das Volk kaum, dass er da ist ... Die Werke sind vollbracht, die Geschäfte gehen ihren Lauf, und die Leute denken alle: ›Wir sind frei‹.«

Das ist mal wieder einfacher gesagt, als getan. Schade, dass wir Laotse nicht mehr folgenden Text vorlegen können:

Stoßseufzer eines Vorgesetzten

- Kommt man morgens zu spät, ist man ein schlechtes Vorbild; kommt man pünktlich, ist man ein Aufpasser.
- Ist man zu seinen Mitarbeitern freundlich, will man sich anbiedern; ist man zurückhaltend, gilt man als hochnäsig.
- Kümmert man sich um die Arbeit seiner Leute, ist man ein Schnüffler; tut man es nicht, hat man von der Sache keine Ahnung.
- Geht man oft zu seinem Chef, ist man ein Radfahrer; geht man selten, traut man sich nicht.
- Hält man Meetings ab, ist man ein Schwätzer; hält man keine ab, ist man ein Mensch der einsamen Beschlüsse.
- Ist man schon etwas älter, gilt man als verkalkt; ist man noch jung, fehlt die Erfahrung.
- Bleibt man abends länger, markiert man den Überbeschäftigten; geht man pünktlich, fehlt das Firmeninteresse.
- Stimmt man sich mit seinen Kollegen ab, ist man ein Rückversicherer; tut man es nicht, ist man ein Eigenbrötler.
- Trifft man schnelle Entscheidungen, ist man oberflächlich; lässt man sich Zeit, mangelt es an Entschlusskraft.

- Hat man Sorgen, sind es Launen.
- Nimmt man viel Urlaub, nutzt man seine Stellung aus; nimmt man keinen, fürchtet man um seine Stellung.
- Ist man sehr genau, gilt man als pinselig; ist man es nicht, lässt man die Zügel schleifen.
- Kündigen einige Mitarbeiter, dann »laufen alle Leute weg«; geht niemand, dann will sie kein anderer haben.
- Hat man Erfolg, war es nur Glück.
- Geht etwas daneben – »natürlich, die Chefin/der Chef!«
- Schickt man seine Mitarbeiter zu Kursen, will man sich beliebt machen; tut man es nicht, will man keinen hochkommen lassen.
- Hat man neue Ideen, ist man ein Phantast; bleibt man beim alten, ist man rückständig.
- Delegiert man viel, spielt man den Generaldirektor; delegiert man nichts, spielt man den Unersetzlichen.

Wie machen Sie's? Quelle: unbekannt

Auch wenn es sich lustig liest, zeigt diese Auflistung doch, wie schwierig Führung ist. In den vorangegangenen Kapiteln konnten wir sehen, dass es laut dem persolog-Persönlichkeitsmodell vier Grundtypen gibt, die alle unterschiedlich geführt werden möchten. Wenn wir die Erkenntnisse der Transaktionsanalyse hinzuziehen, können wir uns im Moment des Führens fragen, in welchem Ich-Zustand befinde ich mich gerade selbst, und in welchem befindet sich der Mitarbeiter. Wenn wir uns einig sind (oder geworden sind?), dann wünschen wir uns unsere Mitarbeiter möglichst im Erwachsenen-Ich (und ab und zu machen wir auch Scherze und bewegen uns im natürlichen Kind-Ich).

Es gibt unzählige Definitionen für das Wort »Führung«. Wir bevorzugen folgende, die wir von Nieder/Naase[37] übernommen haben:

Führung ist die zielgerechte Beeinflussung von Menschen über Kommunikation. Daher ist das Gespräch das wichtigste Führungsinstrument.

[37] Vgl. Nieder, P./Naase, C.: Führungsverhalten und Leistung, Bern/Stuttgart 1977, S. 10/11

Führungskräfte sollten immer zielorientiert handeln. Auf Ihre Praxis bezogen, könnten folgende Fragen relevant sein:

- Wie wollen wir mit unseren Patienten umgehen?
- Wie wollen wir unseren Patienten gegenüber auftreten?
- Was sind unsere materiellen bzw. wirtschaftlichen Ziele?
- Was sind unsere nicht-materiellen Ziele?
- usw.

Wichtig für eine Praxis (und jeden anderen Betrieb) ist es, dass alle die gleichen Ziele verfolgen. Als Führungskraft ist es Ihre Aufgabe, dieses zielorientierte Handeln Ihrer Praxis in eine gemeinsame Richtung herzustellen. Daher dürfen Sie Ihre betrieblichen Mitmenschen zielgerichtet beeinflussen (nicht manipulieren!). Wir beeinflussen uns immer gegenseitig, und diese gegenseitige Beeinflussung erfolgt über Kommunikation (worauf wir noch später zurückkommen werden) bzw. Transaktionen (wie wir bereits durch die TA gelernt haben).

Um nicht nur theoretisch über das Thema »Führung« zu diskutieren, bieten wir Ihnen den folgenden Fall zur eigenen Bearbeitung an (die Musterlösung finden Sie im Anschluss):

Mitarbeiterin Resi Lenz

Sie haben eine alteingesessene Praxis übernommen und vor ca. zwei Jahren eine junge Ärztin, Dr. Kuja, als zusätzliche Behandlerin eingestellt, der Sie eine aus Ihrer Sicht erfahrene und langjährige Mitarbeiterin zugeordnet haben.

Eines Tages kommt Resi Lenz, die erfahrene Mitarbeiterin, 50 Jahre alt und schon über 25 Jahre in der Praxis beschäftigt (Sie haben sie seinerzeit »übernommen«, als Sie die Praxis gekauft haben), zu Ihnen als Praxisinhaber und quasi übernächster Führungskraft, und beschwert sich über ihre direkte Vorgesetzte (Ihre Mitarbeiterin), die Behandlerin Dr. Mara Kuja.

Frau Dr. Kuja kontrolliere ihren Arbeitsablauf »schon fast mit der Stoppuhr« und werfe ihr vor, dass sie nicht zügig und qualitativ hochwertig genug arbeite. Tatsächlich aber schaffe sie mehr als »die jungen Helferinnen«. Außerdem wäre das Equipment inzwischen stark veraltet und sie würde ohnehin schon aufgrund ihrer Erfahrung die höchstmögliche Qualität aus allen Geräten herausholen.

Im Übrigen sei sie eine Mitarbeiterin der ersten Stunde, habe die ganze Praxis mit aufgebaut und brauche sich diese Behandlung in ihrem Alter nicht gefallen zu lassen. Wenn Frau Dr. Kuja diese Einstellung zu ihr, Resi Lenz, nicht ändere, müsse sie sich nach einem neuen Arbeitsplatz umsehen.

Frau Dr. Kuja ist 31 Jahre alt und tatsächlich außerordentlich gewissenhaft.

Resi Lenz hatte im ersten Jahr der Zusammenarbeit mit Frau Dr. Kuja wegen ziemlich ausgedehnter Ausfallzeiten eine deutliche Verwarnung von Frau Dr. Kuja erhalten. Sie war in diesem Jahr insgesamt über sechs Monate abwesend. Zwar war sie krankgeschrieben, wurde aber während dieser Zeit von Kolleginnen auf einem Pop-Konzert angetroffen. Nach der Verwarnung hatte sich Frau Lenz deutlich in ihrer Einstellung zur Arbeit gebessert, hatte keine überdurchschnittlichen (bzw. kaum) Fehlzeiten mehr und arbeitete sehr gewissenhaft.

Weder war Ihnen als Praxisinhaber der Leistungsanstieg von Resi Lenz verborgen geblieben, noch hatte sich Frau Dr. Kuja seit der Verwarnung je negativ über Frau Lenz geäußert.

1. Wo ist das Problem?
2. Welche persönlichen Verhaltenstendenzen nach dem persolog-Persönlichkeitsmodell vermuten Sie bei den beiden Konfliktparteien?
3. Was sollten Sie als PraxisinhaberIn tun?
4. Überlegen Sie sich bitte aus diesem Fall heraus die für Sie wichtigsten fünf Führungsaufgaben.
5. Welche Möglichkeiten besitzen Mitarbeiter, um auf schlechtes Führungsverhalten zu reagieren?

Zu 1.: Wir haben einen Generationenkonflikt und ein Akzeptanzproblem. Frau Dr. Kuja ist 20 Jahre jünger als ihre Mitarbeiterin und sollte sich dieser gegenüber entsprechend respektvoll verhalten. Zudem begegnen wir den Themen Führung, Fehlzeiten und Hierarchie.

Zu 2.: Frau Dr. Kuja wird als gewissenhaft beschrieben. Da sie die positive Veränderung von Frau Lenz zwar anscheinend bemerkt, sie dafür aber nicht gelobt hat, scheint sie stark im »G« zu sein, aber weniger im »I« und »S«.

Frau Lenz ist evtl. sehr lebenslustig (Konzertbesuch trotz Krankschreibung), was auf »I« hindeuten könnte.

Zu 3.: Frau Lenz beschwert sich bei Ihnen als Praxisinhaber über ihre direkte Führungskraft. Hier haben wir auch gleich die einzige Ausnahme, in der betriebliche Hierarchie übersprungen werden darf: wenn eine Mitarbeiterin mit ihrer direkten bzw. unmittelbar zugeordneten Führungskraft Probleme hat und diese mit der direkten Führungskraft nicht mehr ohne Unterstützung lösen kann. Grundsätzlich gilt, dass Hierarchie nur sinnvoll ist, wenn sie auch eingehalten wird. Wenn Sie also z. B. einen Praxismanager eingestellt haben, unterstützen Sie die Autorität des Praxismanagers, wenn Sie sich aus dem Aufgabengebiet des Praxismanagers grundsätzlich raushalten. Der Praxismanager ist für die ihm direkt zugeordneten Mitarbeiter verantwortlich, Sie sind es nur für die Ihnen (von Ihnen selbst) zugeordneten Mitarbeiter (und das wird dann in aller Regel der Praxismanager sein).

Sie haben also ein Gespräch mit Frau Lenz geführt, in der sie Ihnen die Dinge aus ihrer persönlichen Sicht dargestellt hat. Jetzt sollten Sie ein Gespräch mit Frau Dr. Kuja führen und sich deren Sichtweise einholen und dabei fragen, wie Sie Frau Dr. Kuja evtl. unterstützen können, damit diese das Verhältnis zwischen den beiden Damen wieder verbessern kann. Schwierig in der Gesprächsführung, weil Ziel des Feedbacks (besser als das Wort »Kritik«) ist, Frau Dr. Kuja zu unterstützen, das Generationenthema so anzunehmen, dass sie nicht trotzt und sich bereiterklärt, Frau Lenz anders anzusprechen. Eventuell unterstützt Sie bei dieser zielgerichteten Beeinflussung die folgende Abbildung 7:

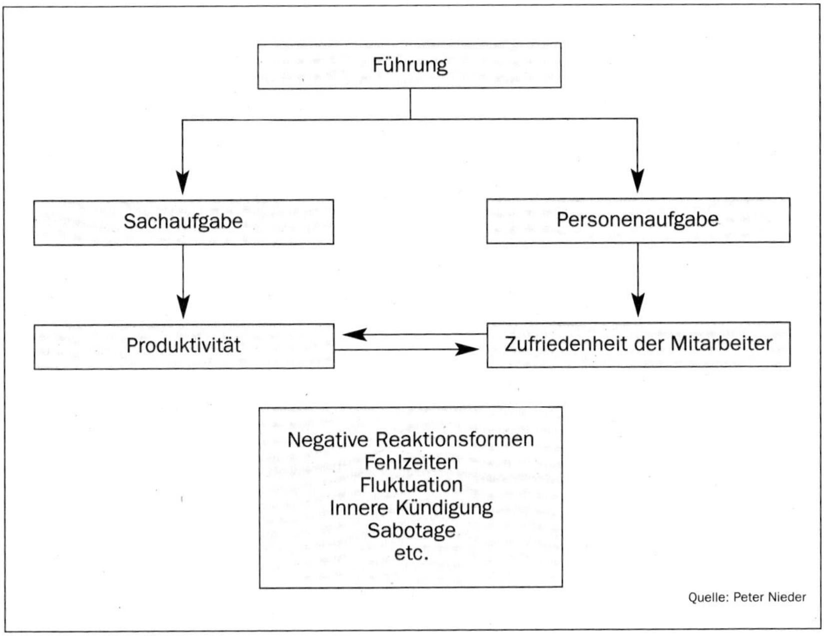

Abbildung 7: Führungsaspekte

Führung besteht immer aus einer Fach- bzw. Sachaufgabe und einer Personenaufgabe. Zur Erfüllung unserer Sachaufgabe unterstützt uns unsere Fachkompetenz, bei der Erfüllung der Personenaufgabe ist unsere Sozialkompetenz[38] gefragt. Je nach Qualität und Quantität erzielen wir auf beiden Seiten jeweils ein Ergebnis. Die aus der Sachaufgabe resultierende Produktivität (Verhältnis von Input zu Output) steht allerdings in Zusammenhang mit der durch die Personenaufgabe beeinflussten Zufriedenheit der Mitarbeiter. Frau Dr. Kuja ist sicherlich eine sehr gute Fachkraft. Mit der Wahl ihrer Aufgabe, als Führungskraft tätig zu sein, hat sie sich allerdings bewusst oder unbewusst entschieden, sich auf der Seite der Sozialkompetenz zu entwickeln. Hier können Sie ihr anbieten, dass sie entsprechende Trainings besuchen oder auch Coaching in Anspruch nehmen kann. (Auf Coaching gehen wir in Kapitel 4 kurz ein.)

[38] An dieser Stelle sei der Hinweis auf viele weitere Veröffentlichungen in der »Grünen Reihe« Arbeitshefte Führungspsychologie erlaubt, die gerade das Thema Sozialkompetenz behandeln. Insbesondere Band 41 von Crisand, E.: Soziale Kompetenz (s. auch www.gruene-reihe.de).

Die fünfte Frage ist durch Abbildung 7 ebenfalls beantwortet: Reaktionsformen bzw. Hinweise auf zu verbesserndes Führungsverhalten sind z. B. erhöhte Fehlzeiten, Fluktuation, »Beamtenmentalität«, Dienst nach Vorschrift usw.

Wenn Sie jetzt auch mit Frau Dr. Kuja gesprochen haben, folgt noch ein Gespräch in Dreier-Konstellation. In diesem Gespräch ist es wichtig, dass Sie Frau Dr. Kuja nicht im Beisein von Frau Lenz kritisieren (und Frau Dr. Kuja damit die Führungsaufgabe erschweren würden, da Sie damit ihre Autorität geschwächt hätten).

Anspruchsvoll an diesem Gespräch ist u. a., dass Sie dafür Sorge tragen dürfen, dass nicht das sogenannte Drama-Dreieck zum Tragen kommt, demgemäß es in einem wie hier geschilderten Konfliktfall drei Rollen gibt, zwischen denen die Beteiligten wechseln können:

- Retter (Praxisinhaber)
- Verfolger (Frau Dr. Kuja)
- Opfer (Frau Lenz)

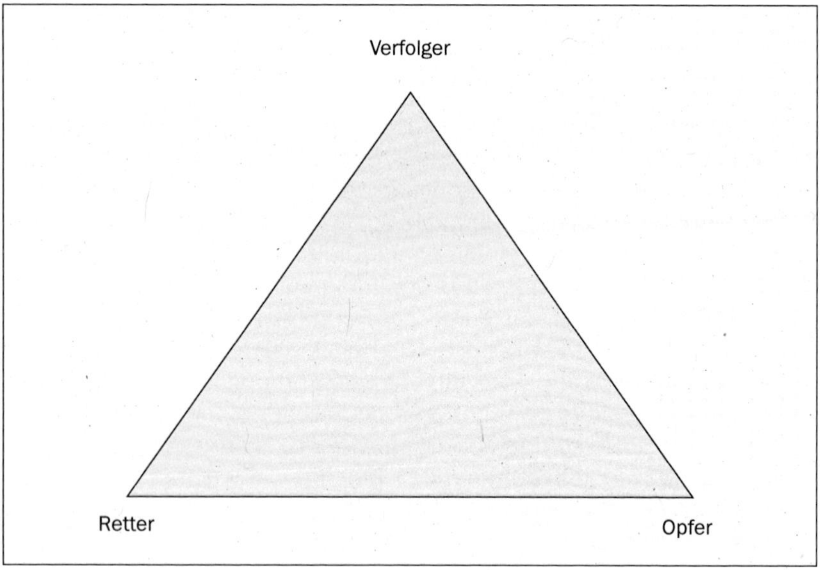

Abbildung 8: Drama-Dreieck

Die »Teilnehmer des Dramas« befinden sich in nicht kongruenten Grundhaltungen im Sinne der Transaktionsanalyse, das heißt:

- Die Grundhaltung der **Verfolgerrolle** ist: **Ich bin o. k., du bist nicht o. k.**
- Die Grundhaltung der **Retterrolle** ist ebenfalls: **Ich bin o. k., du bist nicht o. k.** (Der Retter wertet sein Gegenüber ab!)
- Die Grundhaltung der **Opferrolle** ist: **Ich bin nicht o. k., du bist o. k.**

Wie Sie sehen, ist es ganz schön schwierig, keine der Rollen einzunehmen.[39]

Zu 4.: Die wichtigsten Führungsaufgaben sind

- Planen
- Organisieren
- Entscheidungen treffen
- Anweisungen geben
- Aufgaben kontrollieren
- Feedback geben (Kritik)
- Ziele vereinbaren und z. T. auch vorgeben
- Konflikte erkennen, analysieren und nach Möglichkeit auflösen
- Mitarbeitergespräche führen

Der letzte Punkt der sicher nicht vollständigen Aufzählung ist für uns die wichtigste Führungsaufgabe. Ergänzend hierzu sind aber auf jeden Fall die folgenden zeitlosen sechs Aspekte zu beachten, die auf das Klima in Ihrer Praxis Einfluss nehmen dürften:

---

[39] Mager, K.: Wege aus distinktiven Kommunikationsmustern, Manuskript 5/1995

Sechs Aspekte stehen im Vordergrund, wenn das Betriebsklima verbessert werden soll:[40]

Kooperation:	Wird ein Team von Spannungen und Misstrauen gebremst oder durch gegenseitige Hilfsbereitschaft gestärkt?
Führungsstil:	Begegnet der Vorgesetzte seinen Mitarbeitern als Partner oder als Despot?
Freiräume:	Schnürt ein dichtes Netz von Arbeitsrichtlinien jede Eigeninitiative ab oder werden Kompetenzen delegiert?
Löhne und Gehälter:	Ist die Entgeltstruktur so beschaffen, dass man sich fair bezahlt fühlt? Oder klaffen die Gehaltsspannen unverhältnismäßig weit auseinander?
Entwicklung:	Gibt es eine vernünftige Personalentwicklung oder bleibt die PE und Organisationsentwicklung dem Zufall überlassen?
Organisation:	Werden Job-Rotation, Gruppenarbeit oder Job-Enrichment praktiziert oder »versauern« Mitarbeiter an ein und demselben Arbeitsplatz?

3.1 Gesprächsführung und unterschiedliche Wahrnehmung

Führung ist in erster Linie Gesprächsführung bzw. Kommunikation. Kommunikation ist ein Fremdwort, stammt aus dem Lateinischen und bedeutet »teilen, mitteilen, teilnehmen lassen, gemeinsam machen, vereinigen.«[41] Durch unsere individuell unterschiedliche Wahrnehmung entstehen häufig Kommunikationsprobleme, wie die folgende Aufzählung verdeutlicht:[42]

---

[40] 36 aus: Management Wissen, Nr. 10, Oktober 1990

[41] vgl. de.wikipedia.org/wiki/Kommunikation

[42] https://krankenhausberater.de/impuls/news/zitat-zum-change-konrad-lorenz-im-20-jahrhundert/

Gesagt	ist noch nicht	Gehört
Gehört	ist noch nicht	Verstanden
Verstanden	ist noch nicht	Einverstanden
Einverstanden	ist noch nicht	Angewendet
Angewendet	ist noch nicht	Beibehalten

Wir wissen, dass sich zwei Menschen über ein und dieselbe Sache zu unterhalten meinen, aber beide Gesprächspartner etwas ganz anderes wahrnehmen. Durch diese unterschiedliche Wahrnehmung können Konflikte entstehen, weil wir einerseits eine identische »Hardware« besitzen, d. h. wir i. d. R. alle über zwei Ohren, zwei Augen und die anderen Sinnesorgane verfügen, die uns helfen, in dieser Welt etwas wahrzunehmen. Was wir aber oft außer Acht lassen ist, dass wir alle unterschiedlich wahrnehmen. Was die eine Person sieht, muss die andere noch lange nicht sehen usw. Es gibt hierzu einige gute Übungen, die uns helfen, unsere wahrnehmungstechnische Unterschiedlichkeit festzustellen. Eine von uns favorisierte Übung finden Sie in dem folgenden Satz: Wir bitten Sie, dass Sie sich einmal die Mühe machen und schauen, wie oft Sie den Buchstaben »F« darin finden.

FINISHED FILES ARE THE RESULT OF YEARS OF SCIENTIFIC STUDY COMBINED WITH THE EXPERIENCE OF YEARS

In diesem Satz finden sich insgesamt sechs »F«. Das Kuriose ist, dass es in einer Gruppe von Menschen immer einige gibt, die im Satz nur drei »F« finden, einige vier »F« sehen, einige fünf »F« gefunden haben und dann auch einige, die das richtige Ergebnis mit sechs »F« sehen konnten.

Oft werden die drei »F« nicht wahrgenommen, vor denen die Null bzw. das »O« steht. Es soll so sein, dass das menschliche Hirn hier gelegentlich Wahrnehmungsprobleme hat.

Die Übung kann uns zeigen, dass wir, obwohl wir objektiv alle das Gleiche sehen, subjektiv alle zu unterschiedlichen Ergebnissen kommen. Es gibt noch weitere gute Übungen, die uns auf unsere unterschiedliche Wahrnehmung hinweisen:

Was sehen Sie?

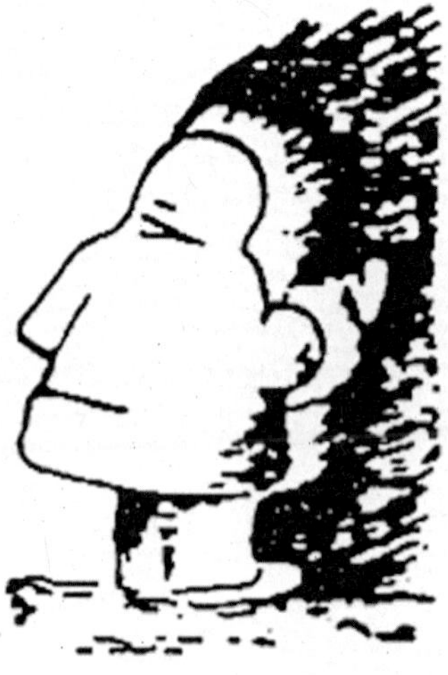

Quelle: Block, Richard J./Yuker, Harold E.: Ich sehe was, was Du nicht siehst, München 1993, S. 14

Wenn sich zwei Menschen dieses Bild anschauen und sich darüber unterhalten, kann es sein, dass eine Person zunächst ein Indianergesicht erkennt, während die andere Person einen Eskimo von hinten sieht, der evtl. gerade in seinen Iglo eintreten will.

Auch der folgende Satz hat etwas mit Wahrnehmung zu tun:

Gmäeß eneir Sutide eneir elgnihcesn Uvinisterät, ist es nchit witihcg in wlecehr Rneflogheie die Bstachuebn in eneim Wrot snid, das ezniige was wcthiig ist, ist daß der estre und der leztte Bstabchue an der ritihcegn Pstoiion snid. Der Rset knan ein ttoaelr Bsinöldn sien, tedztorm knan man ihn onhe Pemoblre Iseen. Das ist so, wiel wir nciht jeedn Bstachuebn enzelin leesn, snderon das Wrot als gseatems.

Ehct ksras! Das ghet wicklirh!

Vielleicht kein Zufall, dass sich die Worte »Wahrnehmung« und »Wahrheit« so ähnlich sind und wir daraus ableiten können, dass es DIE Wahrheit nicht gibt, sondern dass Wahrheit ein Prozess ist, der zwischenmenschlich entsteht, indem wir uns austauschen und uns unsere unterschiedlichen Wahrnehmungen gegenseitig mitteilen. Wahrheit muss immer alle möglichen Perspektiven berücksichtigen, die wir in unserer Unterschiedlichkeit vor allem in unserer Wahrnehmung einbringen. Wir sollten keinen Menschen verurteilen, nur weil dieser Mensch vielleicht bestimmte Aspekte des Lebens völlig anders beurteilt bzw. wahrnimmt als wir selbst. Dies gelingt uns mit zunehmender emotionaler Reife immer besser. Das in diesem Buch u. a. vorgestellte Persönlichkeitsmodell hilft uns, an dieser Stelle einen Schritt weiter zu kommen.

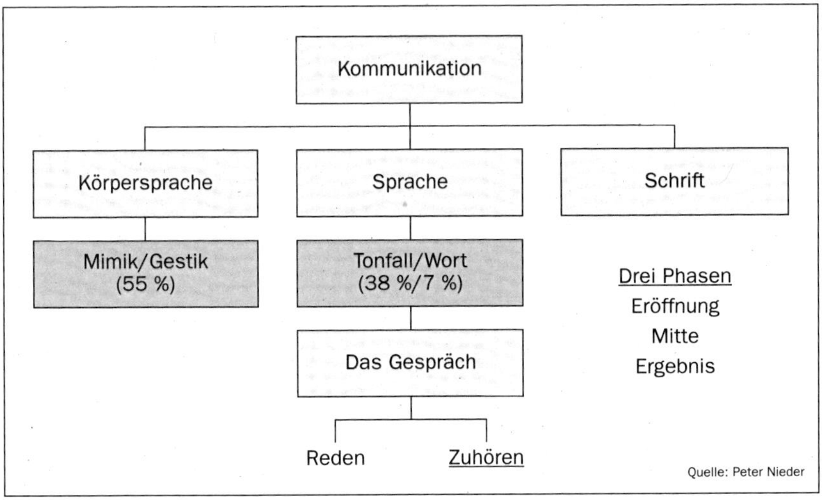

Abbildung 9: Kommunikation

Die Körpersprache wird allgemein in Mimik und Gestik unterschieden und soll uns im Durchschnitt zu 55 Prozent in der zwischenmensch lichen Kommunikation beeinflussen, während das gesprochene Wort nur einen durchschnittlichen Einfluss von 7 Prozent hat. Deutlich stärker ist die Wirkung des Tonfalls mit durchschnittlich 38 Prozent.[43]

Der Tonfall alarmiert

Hirn nimmt Gefahr unbewusst wahr

Ein verärgerter Tonfall versetzt das Gehirn in Alarmbereitschaft, auch wenn die Worte unverständlich sind. Das Hörzentrum reagiere damit ähnlich wie das Sehzentrum, wenn es eine potenzielle Bedrohung wahrnimmt, berichten Hirnforscher um Didier Grandjean von der Universität Genf in der Zeitschrift Nature Neuroscience. Die Forscher spielten 15 Probanden Aufnahmen vor, auf denen Schauspieler Sätze aus bedeutungslosen Lauten sagten – in neutralem und ärgerlichem Tonfall. Hörten die Teilnehmer eine ärgerliche Stimme, stieg ihre Hirnaktivität im oberen Schläfenlappen, in dem Sprache verarbeitet wird, deutlich stärker an als beim Hören der neutralen Stimme. Wahrscheinlich habe sich die bevorzugte Verarbeitung solcher Reize während der Evolution gebildet, um Menschen auf wichtige, unbewusste Wahrnehmungen aufmerksam zu machen, so die Forscher. Ein ähnlicher Effekt ist auch beim Anblick angstvoller Gesichter bekannt.[44]

Der geringe Wert des gesprochenen Wortes überrascht möglicherweise zunächst, wird aber verständlicher, wenn wir uns vor Augen führen, dass die Bewertung der Körpersprache und des Tonfalls eher unterbewusst geschehen und dadurch einen viel höheren Einfluss haben, als die bewusste Wahrnehmung gesprochener Wörter. Im Bewusstsein sollen wir in der Lage sein, pro Sekunde rund 40 Informationseinheiten zu verarbeiten, in unserem Unterbewusstsein sollen es jedoch 40 Millionen sein![45]

---

[43] Argyle, Michael: Körpersprache und Kommunikation, Paderborn 1989, S. 124
[44] Quelle: Süddeutsche Zeitung Nr. 25 v. 1. Februar 2005/S.11
[45] Williams, R. M.: Psych-K, Burgrain, 2009, S. 34-35

»Das Bewusstsein kontrolliert nur ein bis fünf Prozent unseres Lebens, 95 bis 99 Prozent unseres Lebens kontrolliert das Unterbewusste.«[46]

Wir nehmen also Dinge wahr, von denen wir auf der bewussten Ebene gar nichts mitbekommen. Auf jeden Fall nehmen wir wahr, ob uns jemand als Person respektiert und wertschätzt oder nicht, was transaktionsanalytisch übersetzt heißt, ob uns unser Gesprächspartner auf Augenhöhe sieht oder nicht:

»Die Einsicht, dass Akzeptanz und Anerkennung, die wir bei anderen finden, der tiefste Grund aller Motivation ist, ergab sich erst in den letzten fünf bis zehn Jahren und ist das Ergebnis einer Serie von teilweise überaus aufwendigen Untersuchungen. Entdeckt wurde dabei: Die Motivationssysteme schalten ab, wenn keine Chance auf soziale Zuwendung besteht, und sie springen an, wenn das Gegenteil der Fall ist, wenn also Anerkennung oder Liebe im Spiel ist.«[47]

Das Zitat von Prof. Dr. med. Joachim Bauer deutet an, was wir eigentlich alle schon vorher gewusst haben, worüber wir aber mittlerweile so unsicher sind, dass wir unseren eigenen Gefühlen erst wieder trauen, wenn die Wissenschaft sie bestätigt hat. Jeder Mensch hat Tage, an denen er morgens aufsteht, aber am liebsten im Bett geblieben wäre. Wenn uns dann auf unserem Weg ins Büro ein besonders netter Mensch über den Weg läuft – vielleicht der Kassierer an der Tankstelle – und uns freundliche Worte sagt, dann denken wir abends, dass uns diese Worte den Tag »gerettet« haben. Oder umgekehrt: Wir wachen auf, es scheint die Sonne und es geht uns gut. Eine Stunde später fahren wir unseren Computer hoch, rufen unsere Mails ab und müssen eine Nachricht lesen, die uns den Tag »versaut«. Um es noch einmal deutlich zu machen: Wir können uns durch respektvolle, wertschätzende Kommunikation auf Augenhöhe gegenseitig Kraft/Energie geben, wir können sie uns durch respektlose, geringschätzende, von oben herab geführte Kommunikation aber auch nehmen. Das geht sogar so weit, dass wir jedes einzelne Wort bewerten, zumindest unterbewusst. Wir wollen das anhand von zwei Beispielen verdeutlichen:

Resi Lenz wurde in unserem Fall so beschrieben, dass sie längere krankheitsbedingte Abwesenheiten hatte. Wenn sie zum Beispiel nach

---

[46] Interview mit Zellbiologe Dr. Bruce H. Lipton, geführt von Angelika Fischer: »Kapitäne unserer Gene«, in raum&zeit Nr. 168/2010, S. 14

[47] Bauer, J.: Prinzip Menschlichkeit, Hamburg 2008, S. 37

zwei Wochen wieder in die Praxis zurückkehrt, sollte ihre Führungskraft Frau Dr. Kuja ein sogenanntes Rückkehrgespräch[48] mit ihr führen, dass sie wie folgt eröffnen könnte:

»Hallo Frau Lenz! Ich will mich heute mit Ihnen unterhalten, weil Sie zwei Wochen Fehlzeiten hatten und die Kolleginnen die Arbeit für Sie mit erledigen mussten.«

In dieser Gesprächseröffnung kommt u. a. das Wort »Fehlzeiten« vor, das immer mehr aus dem betrieblichen Sprachgebrauch verschwinden und ersetzt werden wird. Dass die Kolleginnen die Arbeit mit erledigen mussten, verursacht alles andere als ein positives Gefühl, sondern ein schlechtes Gewissen[49] (ist somit Kommunikation von oben herab). Dem Ziel, dass Frau Lenz wieder gesund und motiviert ihre Arbeit aufnimmt, wird über diese Worte entgegengewirkt, da sie Angst auslösen. Eine bessere Gesprächseröffnung könnte wie folgt aussehen:

»Hallo Frau Lenz! Schön, dass Sie wieder da sind! Ich hoffe, es geht Ihnen gesundheitlich wieder gut? Sind Sie schon wieder ganz fit oder kann ich Sie irgendwie unterstützen?«

Ist der Unterschied in der emotionalen Wirkung erkennbar? Würden Emotionen keine Rolle spielen, wären beide Gesprächseröffnungen in etwa gleich. In beiden geht es darum, dass sich die gesundheitliche Verfassung von Frau Lenz wieder verbessert. Da wir aber in erster Linie empfindliche, emotionale Wesen sind, nehmen wir die beiden Varianten sehr unterschiedlich wahr.

Das zweite Beispiel hat einer der beiden Autoren selbst erlebt.: »Ein guter Freund war schwer erkrankt und ich besuchte ihn. Er erzählte mir, dass er jeden Tag etwas gegen die Krankheit unternehmen wolle, um gegen sie anzukämpfen. Daraufhin bat ich ihn, auf ein leeres Blatt die Worte »Gegen die Krankheit« zu schreiben, was er auch tat. Dann gab ich ihm ein weiteres leeres Blatt und bat ihn, auf dieses Blatt »Für die Gesundheit« zu schreiben. Danach bat ich ihn, beide Blätter zu bewerten. Das erste Blatt, sagte er, nehme sogar Kraft, während das zweite absolut positiv wirken würde.«

---

[48] s. Bitzer, B.: Kommunikation macht gesund: Das Rückkehrgespräch als Sozialinnovation und Basis für das Betriebliche Eingliederungsmanagement (BEM), Hamburg 2016/3. Aufl

[49] »Und weil sie (die Menschen) ein schlechtes Gewissen haben, sind sie manipulierbar. Das ist bei Erwachsenen so, und das ist bei Kindern so. Sobald jemand ein schlechtes Gewissen hat, bekommt man von ihm Dinge, die man sonst nicht bekommen würde.« In: René Egli: Das LOL2A-Prinzip, 38. Auflage, Oetwil 2009, S. 30

Weitere Beispiele finden wir jeden Tag, z. B. bei Friedensdemonstrationen, wenn auf Plakaten steht: »Gegen den Krieg!«. Besser wäre: »Für den Frieden!«. Clemens Kuby, ein Mitbegründer der Grünen, schreibt:

»Wenn wir das Gute wollen, dürfen wir das Schlechte nicht bekämpfen, sondern müssen das Gute tun. Tun wir dem Schlechten den Gefallen, es zu bekämpfen, geben wir ihm Energie. Verstärken wir mit unserer Energie das Gute und hungern sozusagen das Schlechte energetisch aus, haben wir viel mehr für das Gute in der Welt getan, als wenn wir uns in einen Kampf mit dem Schlechten verwickelt hätten. (...) Wir dürfen dem Negativen keine Zuwendung geben.«[50]

Viele negative Worte erzeugen Angst und Unbehagen. Wir haben ganz gut zu üben, um mit uns energie-, motivations- und gesundheitsfördernder umzugehen, bis wir die Erkenntnisse der Wissenschaft auf diesem Gebiet optimal umsetzen:

»... Studien aus der Hirnforschung (belegen), dass Wertschätzung und eine angstfreie Arbeitsatmosphäre wesentlich dazu beitragen können, dass Mitarbeiter leistungsfähig und effizient arbeiten.« [51]

Im Kapitel zur Transaktionsanalyse hatten wir uns schon mit Angst beschäftigt. Wir wollen an dieser Stelle wiederholen, dass Angst einschnürt, unsicher und krank macht. »Angst ist das Gegenteil von Liebe und ist für nichts gut. (...) Angst (...) stört den harmonischen Fluss des Lebens. (...) Angst entspringt einem fundamentalen Mangel an Vertrauen in das Leben und (...) blockiert (...) nicht nur das Leben generell, sondern ganz konkret die Energie und die Denkfähigkeit des betreffenden Menschen.«[52] »Angst ist die Energie, die zusammenzieht, versperrt, einschränkt, wegrennt, sich versteckt, hortet, Schaden zufügt. Liebe ist die Energie, die sich ausdehnt, sich öffnet, aussendet, bleibt, enthüllt, teilt, heilt.«[53] »Negative Gedanken können immense Kräfte entfalten – sie können gesunde Menschen sogar umbringen. (...) Angst und Stress erhöhen die Gerinnungsneigung, das Blut wird zäher. (...) Unsere Gefühle beeinflussen den Körper, unsere Stimmung schlägt sich in den Organen nieder.«[54] »Es ist wissenschaftlich erwiesen, dass wir durch eine

---

50 Clemens Kuby: Heilung – Das Wunder in uns, 8. Auflage, München 2009, S. 120/121
51 »Ausgebrannt« von Sibylle Haas in: Süddeutsche Zeitung Nr. 110 v. 16. Mai 2010, S. 36
52 René Egli: Das LOL2A-Prinzip Teil 1, 38. Auflage, Oetwil 2009, S. 28 und S. 29
53 Neale Donald Walsch: Gespräche mit Gott, Bd. 1, 9. Auflage, München 1997, S. 42
54 »Streit mit dem Partner macht das Blut dicker« von Werner Bartens in Süddeutsche Magazin 6/2010, S. 14

Veränderung unserer Gefühle (...) die chemische Befindlichkeit unseres Körpers verändern.[55]

Eine angstfreie Atmosphäre ist quasi die Reifekammer für unsere emotionale Entwicklung und die Führungskraft ist der Reifemeister. Diese angstfreie Atmosphäre erzeugen wir vor allem über eine entsprechende Kommunikation. Wie in Abbildung 9 gezeigt, besteht das Gespräch aus zwei Aspekten: aus Reden und Zuhören. Letzteres ist anstrengender und schwieriger als reden an sich.

Um dieses Buch wieder etwas aufzulockern, folgt nun eine kleine Übung zum Zuhören:[56]

Lesen Sie bitte die folgende Geschichte langsam und aufmerksam durch.Lesen Sie bitte genau, denn danach dürfen Sie einige Fragen beantworten. Zunächst ein Beispiel, damit Sie wissen, worum es geht:

Eine Praxismanagerin erschien eines Morgens nicht am Arbeitsplatz. Auf Rückfrage der Praxisinhaberin sagte ihre Freundin zu dieser, dass sie sich gestern schon krank gefühlt hätte. An ihrem Platz im Aufenthaltsraum lag eine halb volle Zigarettenpackung, auf die »Klaus« gekritzelt war.

Es werden nun einige Feststellungen zu dieser Geschichte getroffen. Wenn Sie glauben, dass die Aussage richtig ist, dann kreuzen Sie »R« an. Wenn sie falsch ist, dann »F«, und wenn die Richtigkeit der Aussage aufgrund der vorliegenden Informationen nicht feststellbar ist, dann kreuzen Sie »?« an.

1. Die Praxismanagerin war erkrankt. R ☐ F ☐ ? ☐
2. Die Praxisinhaberin fragte bei ihrer Kollegin nach. R ☐ F ☐ ? ☐
3. Auf die Zigarettenpackung war etwas gekritzelt. R ☐ F ☐ ? ☐
4. Der Freund der Praxismanagerin hieß Klaus. R ☐ F ☐ ? ☐

---

55 Gregg Braden: Im Einklang mit der Göttlichen Matrix, 8. Auflage, Burgrain 2010, S. 192/193

56 In Anlehnung an Neuberger, Oswald: Miteinander arbeiten – miteinander reden!, München 1981, S. 25 ff.

Die richtigen Lösungen:

Bei 1. war ? anzukreuzen, denn aus der Geschichte geht das nicht eindeutig hervor. Auch bei 2. ist ? anzukreuzen, denn es ist nicht gesagt, dass die Freundin zugleich die Kollegin ist. Die 3. Fragestellung ist richtig (R), und die 4. ist ? fraglich (vielleicht heißt ihr Mann Klaus, oder die Packung ist gar nicht von ihr).

Nach diesem Muster nehmen Sie bitte auch zur nächsten Geschichte Stellung. Lesen Sie sich die Geschichte bitte genau durch. Wenn Sie sich alles eingeprägt haben, dann beantworten Sie nacheinander die Fragen. Zu einer schon beantworteten Frage sollten Sie nicht mehr zurückkehren. Wir empfehlen auch, nicht zum Text der Geschichte zurückblättern. Hier zunächst die Geschichte:

Ein Vorgesetzter hatte eine Mitarbeiterin nicht zur Gehaltserhöhung vorgeschlagen. Die Mitarbeiterin reichte ihre Kündigung ein. Das wurde von den Kollegen bedauert, denn sie war allgemein beliebt. Es wurde darüber diskutiert, ob man etwas unternehmen sollte.

Die Feststellungen:

1. Der Vorgesetzte hatte der Mitarbeiterin eine Gehaltserhöhung verweigert. R ☐ F ☐ ? ☐
2. Die Mitarbeiterin hatte keine Gehaltserhöhung bekommen. R ☐ F ☐ ? ☐
3. Die Mitarbeiterin war darüber verärgert und kündigte. R ☐ F ☐ ? ☐
4. Der Kündigungsgrund war die nicht gewährte Gehaltserhöhung. R ☐ F ☐ ? ☐
5. Der Vorgesetzte hatte zwar die Gehaltserhöhung vorgeschlagen, sie war aber abgelehnt worden. R ☐ F ☐ ? ☐
6. Der Weggang der Mitarbeiterin wurde von den Kollegen bedauert. R ☐ F ☐ ? ☐
7. Die Kollegen diskutierten, ob man gegen das Vorgehen des Vorgesetzten etwas unternehmen solle. R ☐ F ☐ ? ☐
8. Die Kollegen unterhielten sich mit der Mitarbeiterin. R ☐ F ☐ ? ☐

9. Der Vorgesetzte war an der Diskussion der Kollegen nicht beteiligt. R ☐ F ☐ ? ☐

10. Es handelte sich um eine erfahrene und beliebte Mitarbeiterin. R ☐ F ☐ ? ☐

11. Die Kollegen bedauerten, dass die Mitarbeiterin keine Gehaltserhöhung bekommen hatte. R ☐ F ☐ ? ☐

12. Die Mitarbeiterin war allgemein beliebt, und es wurde diskutiert, ob man etwas unternehmen solle. R ☐ F ☐ ? ☐

Die Musterlösung zu dieser Übung finden Sie im Anhang auf Seite 122. Bitte verzweifeln Sie nicht, wenn Sie nur bei wenigen Antworten richtig gelegen haben sollten. Wir sehen aus dieser Übung, wie schwierig Zuhören ist und dass wir Dinge oft anders interpretieren, als sie gemeint sind. Das passiert uns sogar sehr häufig. Gelegentlich bekommen wir als Beratungsfirma Aufträge, in denen von der einen betrieblichen Partei behauptet wird, die andere betriebliche Partei würde lügen. Wir stellen gewöhnlich fest, dass niemand gelogen hat, dass man sich nur falsch verstanden hat. Und wenn man etwas anders verstanden hat, als es vom Gesprächspartner gemeint war und man geht mit dieser falsch verstandenen Information an einen Dritten und gibt diese fehlinterpretierte Information mit bestem Gewissen weiter, kann dies später u. U. als Lüge ausgelegt werden.

Nachdem wir uns relativ kurz mit dem Zuhören beschäftigt haben, wollen wir jetzt zum eigentlichen Reden bzw. zum Gesprächsverhalten wechseln.

Sie können Ihr Gesprächsverhalten wieder – ähnlich wie beim persolog-Persönlichkeitsprofil – auf einer Bandbreite verorten, die dieses Mal zwischen den Polen »direktiv« und »nicht-direktiv« liegt.

direktiv ◄———————— x ————► nicht-direktiv

Gespräche eher direktiv zu führen bedeutet, mit Gesprächspartnern so zu reden, dass für diese wenig bis kein Spielraum bleibt. Das heißt, dass man erwartet, dass die Gesprächspartner machen, was man angeordnet hat. Man wünscht keine Diskussion. Im Extremfall, also auf der Bandbreite ganz links, ist das der »Befehlston«. Nicht-direktive Gesprächsführung bedeutet, dass man vor allem auch gut zuhören, auf seine Gesprächspartner eingehen kann und offen ist. »Direktive Einstellung ist das Bestreben zu lenken, zu beeinflussen, zu dirigieren, zu führen und anzuordnen. Nicht-direktive Einstellung ist, das Bestreben zu akzeptieren, zu hoher Selbstständigkeit und Unabhängigkeit zu fördern.«[57]

Wenn wir darüber nachdenken, ob es ein optimales Gesprächsverhalten gibt, kommen wir relativ schnell zu der Einsicht, dass es unterschiedliche Situationen gibt, in denen unterschiedliches Gesprächsverhalten angesagt ist. Stellen wir uns vor, Sie bekommen einen schwierigen Notfall in die Praxis. Der Mensch sitzt mit großen Schmerzen vor Ihnen. Jetzt ist es wichtig, dass alles blitzschnell funktioniert und wenig bis keine Diskussion stattfindet. Das direktive Gesprächsverhalten ist hier also angebracht und wird auch von allen akzeptiert. In einem Mitarbeitergespräch sieht das schon wieder anders aus. Wenn Sie hier grundsätzlich direktiv agieren, machen Sie Ihren Gesprächspartner platt (vor allem, wenn Sie selbst nicht zuhören können und der überwiegende Gesprächsanteil bei Ihnen liegt) und lösen vermutlich Angst aus. Nun ist es aber nicht so, dass das nicht-direktive Gesprächsverhalten (ab und an liest man auch non- statt nicht-direktiv) immer richtig ist. Dass wir unsere Mitmenschen dort abholen sollen, wo sie stehen, gilt auch beim Führen von Gesprächen, sodass es schon sein kann, dass Sie bei bestimmten Personen klarer und deutlicher auftreten müssen.[58] Es ist mal wieder alles andere als einfach, aber die tägliche Übung mit entsprechender Selbstreflexion »macht's«. Es soll ja noch nie ein Meister vom Himmel gefallen sein.

Aber vielleicht sind Sie ja ein Naturtalent. Hinweise darauf könnte der im Anhang befindliche Gesprächsstil-Test geben. Wenn Sie in der Auswertung bei allen sechs Kennbuchstaben ähnliche Anteile haben, deutet das darauf hin, dass Sie Ihr Gesprächsverhalten in optimaler Weise der jeweiligen Gesprächssituation anpassen können. Meistens kommen wir bei diesem Test aber zu einer sogenannten dominierenden Reihe, d. h., dass uns der oder die am häufigsten vorkommenden Kennbuchstaben darauf hinweisen, in welche Richtung unser Gesprächsverhalten geht und ob wir eher direktiv (das sind die Buchstaben E, D, A in dieser Reihenfolge auf der Bandbreite von links nach rechts) oder nicht-direktiv (das sind die Buchstaben F, B, C auf der Bandbreite von rechts nach links) Gespräche führen. Bitte stören Sie sich beim Test nicht an den Bezeichnungen zu den Buchstaben. Wer z. B. viele »F« hat, ist nicht un-

---

[57] Crisand, E./Rahn, H.-J.: Psychologie der Gesprächsführung, 9. Auflage, Hamburg 2010, S. 56
[58] Wie evtl. im Umgang mit schwierigen Mitarbeitern (siehe Kapitel 3.3)

bedingt ein »Seelsorger«, kann aber gut zuhören. Für den Führungsalltag aber wären zehn »F« katastrophal. Wir benötigen von allen Anteilen etwas, da auch unsere Mitarbeiter uns alle Anteile abverlangen; jeder auf seine Weise.

Um den Unterschied zwischen direktiver und nicht-direktiver Gesprächsführung noch weiter zu verdeutlichen, finden Sie im Folgenden zwei Gespräche abgedruckt, die ein Herr Saier mit einem Dr. Kahstel führt. Dieses Gespräch wurde von uns ein wenig verändert und stammt aus dem Buch »Humanisierung der Arbeitswelt« von August Sahm. Im Anschluss finden Sie zwei Fragen und danach wieder entsprechende Musterantworten, die Sie mit Ihrer eigenen Einschätzung vergleichen können. Die Übung heißt:

Das Überzeugungsgespräch

Situationsschilderung: Der Berater Saier stellt dem Praxisinhaber Dr. Kahstel ein neues EDV-Programm vor und versucht, ihn dafür zu gewinnen, es in seiner Praxis einzuführen. Dabei kommt es zu folgendem Dialog:

Saier: Also, Herr Dr. Kahstel, das ist das komplette Programm. Es ist sehr sorgfältig ausgearbeitet und gründlich getestet worden. Wir wissen genau, es funktioniert, und ich gehe davon aus, dass Sie es ausprobieren.

Kahstel: Ich weiß nicht recht, Herr Saier, das ist nicht so einfach. Dabei muss vieles bedacht werden.

Saier: Finden Sie nicht auch, dass es eine gute Sache ist?

Kahstel: Es ist zweifellos ein sehr interessantes Programm. Aber ich weiß nicht, ob ich es gerade jetzt gebrauchen kann. Wir stecken so in Arbeit, wir haben keine Zeit für Experimente.

Saier: Aber das neue Programm beansprucht sehr viel weniger Zeit als das bisherige, und Sie werden sofort feststellen, dass sie echte Einsparungen in Ihrer Praxis machen.

Kahstel: Mag sein! Trotzdem muss ich mir die Sache reiflich überlegen.

Saier: Ich werde Ihnen die Vorteile nochmals erläutern, vielleicht war ich nicht deutlich genug. Passen Sie auf: Erstens ist das Programm auf Ihre Praxis ausgerichtet, und zweitens werden Sie sofort mit einem Minimum an Mühe ein Maximum an Nutzen haben. Drittens macht sich ein so ausgewogenes Programm auf lange Sicht noch mehr bezahlt und viertens hebt es Ihr Image bei Ihren Mitarbeitern.

Kahstel: Ich glaube, dass dieses Programm manche Vorteile bietet, aber ich glaube nicht, dass es in der Praxis ganz so reibungslos funktioniert, wie es auf dem Papier aussieht.

Saier: Aber es steht doch nicht nur auf dem Papier! Es hat sich bereits in anderen Praxen bewährt, und zwar in Situationen, die mit Ihrer vergleichbar waren. Jeder, der das Programm ausprobiert hat, findet es großartig!

Kahstel: Nun, ich will auch nicht sagen, dass es nicht gut ist. Nur vielleicht nicht für mich!

Saier: Es gibt nichts Besseres für Sie. Sie werden es bereuen, wenn Sie sich nicht dazu entschließen.

Kahstel: Das Risiko muss ich auf mich nehmen.

Das Gespräch zwischen Herrn Saier und Herrn Dr. Kahstel hätte auch ganz anders verlaufen können, z. B. so:

Saier: Also, das ist das komplette neue Programm. Wir haben es sehr sorgfältig ausgearbeitet, aber es würde mich interessieren, was Sie davon halten.

Kahstel: Ja, ich weiß nicht so recht, wir haben schon einmal so etwas Ähnliches versucht. Es hat nicht funktioniert.

Saier: Sie haben also eine schlechte Erfahrung gemacht?

Kahstel: Ja, vor ein paar Monaten ist mir schon einmal ein ähnliches Programm angeboten worden, und wie gesagt, wir haben es ausprobiert, doch wir hatten sofort ziemliche Schwierigkeiten. Es hat eigentlich nur Verwirrung gegeben und ein Missverständnis nach dem anderen. Es wäre sinnlos, jetzt ins Detail zu gehen, die Verhältnisse haben sich inzwischen geändert.

Saier: Glauben Sie, dass es heute weniger Schwierigkeiten geben könnte?

Kahstel: Der damalige Plan war etwas anders. Vielleicht haben wir ihn auch zu früh aufgegeben. Aber etwas hat sich inzwischen nicht geändert: dass wir keine Zeit für Experimente haben!

Saier: Sie glauben, dass die Einführung des Programms sehr viel Zeit erfordern wird?

Kahstel: Sie wissen doch, dass wir bis über beide Ohren in Arbeit stecken. Da lädt man sich nicht gerne etwas Neues auf. Das bedeutet immer einen Haufen Mehrarbeit, vom Ärger ganz zu schweigen.

Saier: Und was meinen Sie, wie lange es dauern würde, dieses Programm hier einzuführen?

Kahstel: Circa drei bis vier Wochen, bis es einigermaßen läuft. Was dann kommt, ist schwer zu sagen.

Saier: Halten Sie es für möglich, dass das Programm danach nicht mehr so viel Zeit in Anspruch nimmt?

Kahstel: Hmm, könnte ich mir vorstellen, dann müsste es eigentlich laufen; aber ein neues Programm kostet mich einfach zu viel Geld, besonders jetzt.

Saier: Sie meinen also, das Programm wird zu teuer?

Kahstel: Ja, zumindest am Anfang, während der Übergangsperiode.

Saier: Und wie würde Ihrer Meinung nach dann das Verhältnis von Kosten zu Einsparungen sein?

Kahstel: Wenn die Sache erst einmal läuft, und vor allen Dingen funktioniert, wird sie sich zweifellos bald amortisieren. Aber ich weiß nicht, wie lange das dauern wird, das macht mich unsicher, und ob es sich auf lange Sicht wirklich lohnt. Sagen Sie einmal, was meinen denn die Kollegen aus anderen Praxen, die schon länger damit arbeiten?

Saier: Abgesehen von der überraschend schnellen Amortisation, entdecken sie im Laufe der Zeit immer neue Vorteile. Nach der Übergangsperiode z. B. braucht das Programm nur noch wenig Zeit. Es läuft völlig reibungslos und bringt schon Gewinn.

Kahstel: Aber Sie scheinen nicht zu begreifen, dass ich mich mit meiner Praxis in einer ganz besonderen Situation befinde! Ich kann nicht ein neues Programm starten, bloß weil es woanders funktioniert!

Saier: Sie haben ein völlig anderes System?

Kahstel: Nun, völlig anders wäre etwas übertrieben. Aber Ihr Programm müsste auf meine Praxis zugeschnitten werden, es müssten ein paar Änderungen erfolgen, sonst ist es nichts für mich.

Saier: Glauben Sie, dass das Programm mit ein paar Änderungen den Bedürfnissen Ihrer Praxis angepasst werden könnte?

Kahstel: Ja, das glaube ich ganz bestimmt. Es brauchen nur einige Kleinigkeiten zu sein.

Saier: Hmm!

Kahstel: Ich möchte Ihnen das gerne einmal zeigen, dann wäre es nämlich genau das Richtige für uns.

Fragen/Aufgaben:

1. Erkennen und spüren Sie den Unterschied zu der ersten Gesprächsszene? Was macht Herr Saier im zweiten Gespräch anders? Bitte analysieren (auch mithilfe der Transaktionsanalyse) und bewerten Sie beide Gespräche und stellen Sie die Unterschiede heraus:

2. Bitte sammeln Sie hierzu Gesprächsregeln:

Wie angekündigt, finden Sie an dieser Stelle so etwas wie eine Musterlösung.

Zu Frage 1: Saier führt das erste Gespräch absolut direktiv und transaktionsanalystisch betrachtet von oben herab. Daher nimmt sein Gesprächspartner Dr. Kahstel sofort Abstand und wimmelt das Programm ab, obwohl es vielleicht sehr gut ist. Aber die Art und Weise bzw. das (Gesprächs-) Verhalten des Beraters löst bei ihm derartigen Widerstand aus, dass er sich für die Sache an sich überhaupt nicht mehr interessiert. Der Widerstand macht sich sofort nach der Gesprächseröffnung bemerkbar, die schon sehr direktiv und beinahe im Befehlston gehalten ist. Später wird Herr Saier noch respektloser und zweifelt die Intelligenz seines Gesprächspartners an.

Das zweite Gespräch wird vom Berater sehr nicht-direktiv geführt. Er lenkt (beeinflusst) seinen Gesprächspartner durch offene Fragen, ohne diesen zu manipulieren. Beide Gesprächspartner bewegen sich auf Augenhöhe, u. a. weil Herr Saier auf die Bedenken von Herrn Dr. Kahstel eingeht und ihm damit respektvoll begegnet. Dies wird schon in der Gesprächseröffnung deutlich, indem er ihn wie folgt einbezieht: »Es würde mich interessieren, was Sie davon halten.«

Zu Frage 2: Hier finden Sie einige Gesprächsregeln; und die Wichtigste zuerst:

- Zuhören
- Auf den Gesprächspartner eingehen
- »Augenhöhe« beibehalten
- Offene Fragen stellen
- Zwischendurch eine Zwischenbilanz ziehen, wenn Ihnen etwas unklar ist: »Ich habe Dich so und so verstanden. Habe ich Dich da richtig verstanden?
- Ausreden lassen
- Am Ende ein Fazit ziehen und vom Gesprächspartner versichern lassen, dass dieser das Ergebnis ebenso ausgedrückt hätte.

Diese allgemeinen Gesprächsregeln müssen wie folgt ergänzt werden, sollte es sich um ein Kritikgespräch handeln:

- Immer unter vier Augen!

- Nicht mit einem Vorwurf eröffnen! (Nach Möglichkeit unvoreingenommen sein)
- Dem Mitarbeiter die Möglichkeit geben, die Situation selbst zu schildern.

Bevor Sie in ein wichtiges Mitarbeitergespräch gehen, ist eine Gesprächsvorbereitung anhand folgender Fragen sinnvoll:

- Welches Ziel will ich mit dem Gespräch erreichen?
- Wie erreiche ich das Ziel?
- Wie eröffne ich das Gespräch?

Die letzte Frage bezieht sich auf die erste Phase eines Gesprächs. Die beiden weiteren Phasen (siehe Abbildung 9) Gesprächsmitte und -ergebnis, sind absolut abhängig von einer guten Gesprächseröffnung.

3.2 Leitfaden für motivierende Mitarbeitergespräche

Wären wir im Seminar, wären wir gerade am zweiten Tag angekommen und würden jetzt in Rollenspiele einsteigen. Aus den Erfahrungen mit den Rollenspielen entwickeln die Teilnehmer gegen Seminarende anhand der drei folgenden Fragen einen Gesprächsleitfaden für motivierende und wertschätzende Mitarbeitergespräche. Sie finden hier exemplarisch unkommentiert und unzensiert das bisher vorliegende gemeinsame Ergebnis von Praxismanagern und Praxisinhabern aller Seminarveranstaltungen im BRZ. Pädagogisch besser und sinnvoller ist es, wenn ein Leitfaden wirklich selbst entwickelt wird. Er besitzt dann eine ganz andere Akzeptanz und hat sich durch die vorher erlebten Erfahrungen quasi ins Gedächtnis eingebrannt, sodass man fast gar nicht mehr nachlesen muss.

- Welche Voraussetzungen sollten für ein motivierendes Mitarbeitergespräch günstigstenfalls bestehen?
- Wie sollte ein motivierendes Mitarbeitergespräch aufgebaut sein bzw. ablaufen? Bitte entwickeln Sie einen Gesprächsleitfaden (Gesprächseröffnung, -mitte und -ergebnis)

- Was bzw. welche Formulierungen und Verhaltensweisen sollten in einem motivierenden Mitarbeitergespräch unbedingt vermieden werden?

Leitfaden für motivierende Mitarbeitergespräche

(entwickelt von zahnärztlichen Führungskräften im Rahmen von Seminarveranstaltungen im BRZ)

1. Voraussetzungen

- Einladung zum Gespräch
- Das Gesprächsthema vorher festlegen: »Wir wollen über ... sprechen.«
- Der Zeitpunkt und der Ort des Gesprächs sollten nach Absprache mit dem Mitarbeiter vorher festgelegt werden.
- Es sollte kein Zeitdruck herrschen.
- Zeitplanung vorher festlegen
- Der Raum sollte hell und neutral gehalten und nicht zu groß sein (Gemeinschaftsraum, Beratungszimmer, Café, Restaurant).
- Ruhige und freundliche Atmosphäre: Ein gemeinsames Getränk fördert die entspannte Atmosphäre. Begrüßung mit Respekt.
- Die Sitzpositionen sollten einander zugewandt und auf gleicher Ebene sein. Am Tisch sitzend (nicht Chef-Schreibtisch, vielleicht Sozialraum). Keine starke Sonneneinstrahlung (Blende)
- Keine Störung von außen (Gespräch hat Vorrang)
- Unter vier Augen
- Zeitabsprache (nicht spontan), Zeitvorgabe über die Dauer, aber trotzdem Offenlassen des Endes
- Das Gespräch sollte in der Arbeitszeit stattfinden.
- Der zeitliche Abstand zum zu besprechenden Thema sollte so kurz wie möglich sein, sofern es ein kritisches Feedbackgespräch ist.
- Diskretion
- Zivilkleidung

2. Leitfaden

a) Eröffnung

- Das Gespräch sollte mit einer Anerkennung und Wertschätzung des Mitarbeiters freundlich eröffnet werden. Freundliche und positive einleitende Worte
- Persönliche Wertschätzung und Lob ausdrücken. Respektvoll miteinander umgehen
- Zielformulierung
- Von vorneherein eine gleichberechtigte Gesprächsebene erzeugen (TA)

b) Mitte

- Ein »aktives Zuhören« fördert das Gefühl des Mitarbeiters, ernst genommen zu werden.
- Offene Gesprächsführung
- Durch Nachfragen kann der Mitarbeiter dazu bewegt werden, das vorgegebene Ziel selbst zu nennen. Auf Einwände eingehen und abwägen.
- Die Aussagen des Mitarbeiters sollten bestätigend wiederholt werden (»Habe ich Sie richtig verstanden, Sie meinen ...?«)
- Aussicht auf »Belohnung«
- Gespräch leiten, aber nicht lenken

c) Ergebnis

- Das gemeinsam erarbeitete Gesprächsergebnis sollte noch einmal wiederholt werden. Gemeinsam resümieren. Bilanz ziehen
- Zeitrahmen für Umsetzung definieren. Notizen zum Gespräch. Evtl. gemeinsam notieren bzw. getroffene Vereinbarungen protokollieren. Schriftliche Fixierung
- Falls kein gemeinsames Ziel erreicht worden ist, sollte mit der Bitte des Überdenkens ein neues Gespräch vereinbart werden. Terminfestlegung

- Nach Bedarf Vereinbarung eines Feedback-Gespräches zur Festlegung der Zielüberprüfung (objektive Beurteilbarkeit)
- Eine freundliche Verabschiedung fördert die weitere vertrauensvolle Zusammenarbeit (»Ich danke Ihnen für das Gespräch!«).
- Mit positiver Spannung aus dem Gespräch gehen

3. Zu vermeidende Verhaltensweisen und Formulierungen

- Schuldzuweisungen
- Persönliche Angriffe
- Oberlehrerhafte Kritik
- Über den Mund fahren
- Unterbrechungen
- Nicht ausreden lassen
- Herabsetzung
- Zwang
- Unterstellungen
- Interpretationen
- Beleidigungen
- Emotionen
- Weinen
- Eltern-Kind-Ebene
- »Ja, aber..«
- »... müssen ...«
- Du solltest ...
- Du hättest machen müssen ...
- Negativ belegte Begriffe (z. B. »Problem«, »falsch«, »schlecht«)
- »... eigentlich toll ...«
- »... eigentlich sind Sie eine gute Mitarbeiterin ...«

- »... macht man gar nicht ...«
- »... wenn – dann ...«
- »... muss ...«
- Jegliche Demotivation
- »... ich verlange ...«/Druck/Drohungen
- Durch Körpersprache und Tonfall Desinteresse signalisieren
- Eine direktive Gesprächsführung mit Anschuldigungen
- Abwertende Äußerungen über den Mitarbeiter (rufen nur unproduktive Trotzreaktionen hervor)
- Ängste erzeugen
- Negative Kritik
- Verunsicherung des Mitarbeiters
- Unsachlichkeit
- Dominanzverhalten
- Provokante Aussagen

An dieser Stelle eine Anmerkung zu unserem Seminar: Es findet immer über zwei Tage statt. Erst am zweiten Tag, wenn wir uns aneinander gewöhnt haben und vertrauter miteinander sind, finden die Rollenspiele statt. Für uns ist wichtig, dass die Teilnahme an den Rollenspielen immer freiwillig ist, also niemand vom Trainerteam zum Rollenspiel gedrängt wird. Die Nacht zwischen den beiden Seminartagen ist wichtig, damit wir die Eindrücke des ersten Tages verarbeiten können:

»Während des Schlafes kann das Hirn Gedächtnisinhalte neu miteinander verknüpfen, sodass wir morgens Zusammenhänge erkennen, die uns am Abend noch verborgen waren.«[56]

Das stimmt. Wir haben unsere Führerscheinprüfung ja auch nach nur vielleicht zwölf Fahrstunden bestanden, weil zwischen den Fahrstunden viel Zeit war, um die Eindrücke zu verarbeiten. Ansonsten würden wir das Thema möglicherweise an einem Tag abhaken.

---

56 Interview von Hanno Charisius mit Kognitionsforscher Matthew Wilson in »Wir lesen die Träume von Ratten«, Süddeutsche Zeitung Nr. 14. v. 18. Januar 2012

3.3 Umgang mit schwierigen Mitarbeitern

Während wir bisher in diesem Buch die Philosophie vertreten haben, dass wir uns emotional grundsätzlich auf Augenhöhe befinden und vor allem einen kooperativ-teamorientierten Führungsstil pflegen sollten, verlangt die betriebliche Praxis mitunter auch ein anderes Vorgehen bzw. Verhalten. In den Betrieben wird mittlerweile genauso von HiPos (High Potentials) wie auch von LoPos (Low Potentials oder Performer) gesprochen. Über erstere freut man sich, die anderen verursachen nicht selten einen fast permanenten Ärger.

Während der Umgang mit HiPos erfreulich und klar ist (man sucht Möglichkeiten der Förderung und Bindung dieser Mitarbeiter), ist der Umgang mit LoPos ganz anders geartet. Oft hat man jahrelang versucht, sie zu motivieren und zu unterstützen, bis man dann irgendwann zu der unschönen Erkenntnis gelangt ist, dass alle Bemühungen nicht gefruchtet haben und man sich am liebsten trennen würde. Das ist allerdings oft schwierig, da das wegen der langen Betriebszugehörigkeit viel Geld kosten würde. Deswegen entscheiden sich viele dann doch zum Festhalten an schwierigen Mitarbeitern – und übersehen dabei, dass dadurch kein guter Einfluss auf die Motivation der guten Mitarbeiter genommen wird. Denn die bekommen natürlich auch mit, dass die Leistung bestimmter Kollegen erheblich schwächer als die eigene ist, dass diese Kollegen in der Regel auch deutlich häufiger krankheitsbedingt ausfallen und dass auf der anderen Seite deren Entlohnung so unterschiedlich nicht ist. Das senkt die Motivation aller. Es gibt den Spruch mit dem faulen Apfel im Korb; so ähnlich verhält es sich mit Low Performern.

In fast jedem Führungsseminar wird diese Thematik von den Teilnehmern angesprochen und beklagt, dass es gegenüber diesen Mitarbeitern so gut wie keine Konsequenzen gibt. Sie, die Teilnehmer, übernehmen dann eigentlich als Führungskräfte das, was die Low Performer praktizieren: Sie schreien quasi nach Konsequenzen. Während wir in den Zeilen zur Transaktionsanalyse Liebe als Synonym für Wertschätzung, Respekt, Sympathie usw. beschrieben haben, so steht Liebe auch für Aufmerksamkeit. Aufmerksamkeit ist eine Form von Liebe und wir alle erblühen, wenn wir positive Aufmerksamkeit erhalten.

Es gibt allerdings Menschen, die »müssen«, um Aufmerksamkeit zu erhalten, erst unangenehm auffallen, damit sich jemand mit ihnen auseinandersetzt. Diese Menschen würden natürlich viel lieber andere Aufmerksamkeit/Liebe von ihrem Gegenüber erhalten, müssen sich aber aneignen, auf andere Weise Aufmerksamkeit auf sich zu ziehen. Und selbst, wenn sie gar nicht selber körperlich anwesend sind, ziehen diese Menschen Aufmerksamkeit auf sich und anderen Menschen (Lebens-) Energie ab, wie z. B. in Seminarveranstaltungen, die gelegentlich von Führungskräften nur besucht werden, um später mit solch schwierigen Mitmenschen besser umgehen zu können. Auch diese Aufmerksamkeit kann als eine Form von Liebe übersetzt werden.[59] Und wenn jemand mit Konsequenzen konfrontiert wird, dann bekommt er damit Aufmerksamkeit. Es kümmert sich jemand um diesen Menschen, auch wenn wir dies eher als ein unerfreuliches oder negatives Kümmern bezeichnen würden.

Wenn wir in den Seminaren fragen, auf welcher TA-Ebene sich diese Menschen befinden, dann kommt die Antwort mitunter wie aus der Pistole geschossen. Es ist das trotzige Kind-Ich, das die Verantwortung (statt von Verantwortung sprechen diese Menschen lieber von Schuld) anderen zuschiebt, das dichtmacht und beleidigt und emotional verletzt ist. Bei diesen Menschen handelt es sich vor allem um emotional verletzte Menschen, die wenig bis gar keine Liebe, Aufmerksamkeit, Wertschätzung usw. erhalten haben und die diese jetzt an anderer Stelle durch ein Verhalten suchen, das bei anderen in der Regel eher auf Ablehnung stößt.

Wenn es so sein sollte, wie hier von uns als Erklärungsansatz aufgeführt, sind Führungskräfte an dieser Stelle nicht nur überfordert (denn Führungskräfte sind keine Therapeuten!), sondern auch ungeeignet, die Verletzung beim anderen zu kurieren (weil keine Eltern oder Therapeuten). Sie können lediglich dazu beitragen, dass sich die ihnen anvertrauten Mitarbeiter entwickeln. Und Entwicklung hat auch immer etwas mit Selbstreflexion zu tun; sodass Hoffnung besteht, dass darüber auch Verletzungen an die Oberfläche kommen, die schon lange im Verborgenen schlummerten.

In den Zeilen zur Transaktionsanalyse hatten wir schon den Begriff der Übertragung genannt. Diese Übertragung ist kein Sonderfall. Wir alle sind Kinder von Eltern und wir alle tragen das Bild von einer Mutter und einem Vater in unseren Zellen. Auch in anderen Zusammenhängen be-

[59] Liebe wird gelegentlich auch als »gesteigerte Aufmerksamkeit« definiert.

gegnet es uns wieder (z. B. Mutter Erde, Vater Staat oder Vater im Himmel). Führungskräfte sind immer mehr oder weniger auf der unbewussten Ebene auch in dieser Rolle (selbst wenn die anvertrauten Mitarbeiter älter sind). Als Führungskraft sind wir aufgrund dieser Rolle eine Autorität. Und hat jemand einen unbewältigten Autoritätskonflikt, kann es sein, dass ich als Führungskraft als Projektionsfläche herhalten darf. Das kann ich ansatzweise, wenn ich in bestimmten Fällen entweder die strenge Mutter oder den strengen Vater gebe und die angekündigten Konsequenzen auch umsetze. Vielleicht konnten Sie als Elternteil auch die Erfahrung machen, dass das Umsetzen von angekündigten Konsequenzen zwar zunächst unangenehm war (man ist ja lieber der »gute« Vater oder die »gute« Mutter), aber zu einem verbesserten Verhalten oder gar einem Entwicklungssprung geführt hat – weil man klar und eindeutig war und Grenzen aufgezeigt hat. Daran konnten sich die Kinder orientieren und haben das (später) auch geschätzt. Unklares (oder noch schlimmer, gar kein) Auftreten führt zu Orientierungslosigkeit, man kennt seine Grenzen nicht und versucht diese immer wieder (vor allem bei seinen Mitmenschen) zu überschreiten. Wenn nicht wir als Eltern unseren Kindern die Grenzen aufzeigen, dann machen das möglicherweise später andere Menschen – und das ist dann gelegentlich sehr bitter.

Im Umgang mit schwierigen Mitarbeitern ist es wichtig, dass Sie als Führungskraft genau wissen, was Sie wollen. Das können Sie dem Mitarbeiter auch mitteilen, mit klaren Zielen und Grenzen (alternativ: Rahmen setzen), Erwartungen und einem entsprechenden Zeithorizont. Dann ist es wichtig, dass sie diese Ziele einfordern und über entsprechende Gespräche mit verbindlichen Terminen abfragen. Wenn Sie nachlassen, einknicken usw., wird das Spiel weitergehen.

Argumentativ untermauern wollen wir unsere Ausführungen durch ein Teilergebnis einer eigenen Untersuchung, die einer der beiden Autoren als junger wissenschaftlicher Mitarbeiter an der Universität Bremen im Rahmen eines Forschungsprojekts in zwei Unternehmen durchführen konnte. Dabei wurde u. a. die Korrelation zwischen der Frage »Meine Führungskraft motiviert mich« und weiteren Führungsfragen untersucht (Entscheidungen werden gemeinsam getroffen; Führungskraft hat persönliches Interesse an mir; meine Leistung wird wahrgenommen und beurteilt; Führungskraft achtet auf Pünktlichkeit; Führungskraft führt keine Diskussionen). Ein Wert nahe »0« würde anzeigen, dass zwischen der Motivation und dem betrachteten Faktor kein statistisch feststellbarer Zusammenhang besteht. Geht der Wert in den Minus-Bereich, (zer-)stört dieses Verhalten Motivation.

Wie in der folgenden Abbildung 10 ersichtlich, ist sogar das Achten auf Pünktlichkeit ein Motivation fördernder Faktor. Lediglich »Keine Diskussionen«, oder übersetzt »Kein Interesse an Dir und Deiner Meinung« hebt Motivation auf. »Kein Interesse an Dir und Deiner Meinung« heißt auch »Du bist mir egal!« Jemand, der uns egal ist, erhält auch keine Aufmerksamkeit. Hierzu hatten wir schon Joachim Bauer zitiert, der schreibt, dass die Motivationssysteme erst anspringen, wenn Anerkennung oder Liebe im Spiel ist.[60] Bereits 1983 schrieben schon Thorwald Dethlefsen und Rüdiger Dahlke in ihrem immer noch beachtlichen Buch »Krankheit als Chance«, dass »die Suche nach Liebe die einzige bekannte Motivation für Leistung« ist.[61]

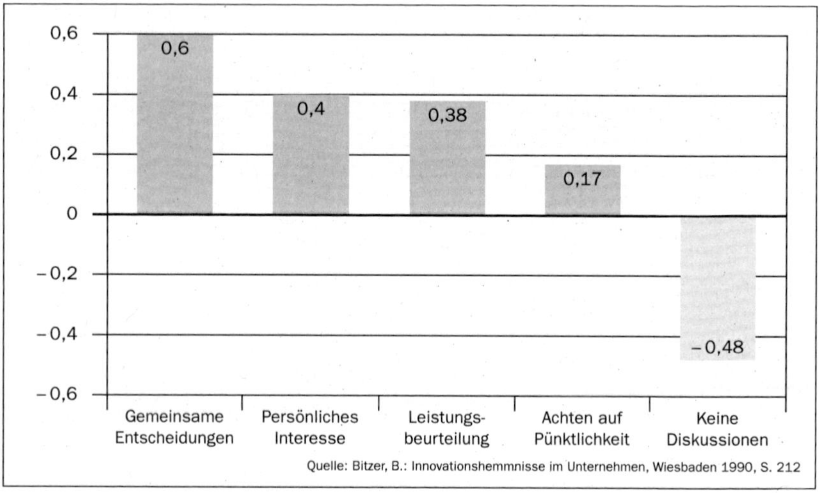

Abbildung 10: Was Mitarbeiter motiviert

Die folgende Abbildung 11 hätte auch gut in das Kapitel »Mitarbeiterführung« gepasst. Hier hilft sie allerdings besser zur Veranschaulichung, dass Führung eben auch schwierige Facetten aufweist und es keinen generell richtigen Führungsstil gibt, sondern dass unterschiedliche Personen in den unterschiedlichen Situationen ein situationsge-

[60] Bauer, J.: Prinzip Menschlichkeit, Hamburg 2008, S. 37
[61] Dethlefsen, T./Dahlke, R.: Krankheit als Weg, 22. Auflage, München 1988, S. 289

rechtes Führungsverhalten erfordern. Das heißt nichts anderes, als dass alles möglich ist und nichts nach »Schema F« läuft. Wenn wir an die unterschiedlichen Persönlichkeitstypen denken, kombiniert mit unserem Verhalten aus transaktionsanalytischer Sicht, und dann noch an die unterschiedlichen Führungs- und Arbeitssituationen denken (Umgebung, Tätigkeit, Organisation im weitesten Sinne, das Klima im Team und das Verhalten Ihrer Vorgesetzten; falls Sie z. B. Praxismanager und/oder angestellter Behandler sind, dann kommen schon einige Möglichkeiten zusammen.

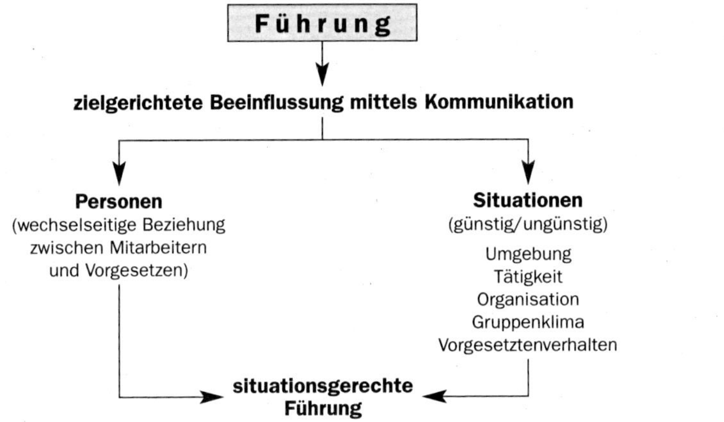

Quelle: in Anlehnung an Nieder, P.: Die Rolle der Vorgesetzten bei der Reduzierung von Fehlzeiten, in Personal 1–2/1991, S. 4

Abbildung 11: Situationsgerechte Führung

Im Falle von schwierigen Mitarbeitern spielt Zeit eine wichtige Rolle: Wenn es Führungskräften in einem angemessenen Zeitraum nicht gelingt, leistungsschwache Mitarbeiter zu ihrer wirklichen Leistungsstärke zu führen, ist Trennung eine notwendige Konsequenz. Denn Führungskräfte müssen immer auch an die anderen Teammitglieder denken, die instinktiv sehr wohl beobachten, wie lange der Vorgesetzte mangelnde Leistung duldet. Je länger die Führungskraft mit der Entscheidung zögert, umso negativer entwickelt sich auch das Leistungsklima im Team.

Gut für alle Seiten – und auch für den Umgang mit schwierigen Mitarbeitern angebracht – ist der Weg über die Aufmerksamkeit in Form von Wertschätzung. Gelegentlich kann Aufmerksamkeit auch über Konsequenzen eingefordert werden.

Unterstützend bei schwierigen Mitarbeitern kann auch ein Kurz-Coaching sein, mit dem Sie sich auf diese Gespräche vorbereiten können.

Letztendlich ist aber der Weg über die Trennung der letzte Aus-Weg.

4 Coaching

Glücklicherweise ist uns mit den letzten Zeilen des vorangegangenen Kapitels schon eine Überleitung gelungen. Coaching ist quasi die Feinarbeit der Personalentwicklung. Während Trainings und Seminarveranstaltungen als Gießkannenprinzip abgewertet werden können, würde das Urteil auf Coachings bezogen nicht funktionieren. Im Einzelcoaching[62] fallen dafür andere gruppendynamische Möglichkeiten weg, sodass beide Formen nicht nur uneingeschränkt Berechtigung haben, sondern sich im Gegenteil sogar ergänzen: Nicht selten bitten wir unsere Klienten, auch an anderen von uns angebotenen Veranstaltungen teilzunehmen.

Coaching ist eine zeitlich befristete und auf die individuellen Bedürfnisse ausgerichtete Personalentwicklungsmaßnahme, die vor allem davon abhängig ist, ob die »Chemie« zwischen Klient und Coach stimmt. Falls das von einer Seite nicht so empfunden wird, sollte man sich umgehend trennen: »Eine nachhaltige und dauerhafte Veränderung ist nur auf der emotionalen Ebene zu erlangen.«[63]

»Wenn Menschen Probleme haben, sind sie in einer schlechten Verfassung und ihre Leistung geht zurück. Außerdem überträgt sich die schlechte seelische Stimmung der betreffenden Person auf ihre Umwelt. Dadurch kann die Gesamtproduktivität der Gruppe wesentlich beeinträchtigt werden. Menschen dürfen deshalb mit ihren Problemen nicht alleine gelassen werden.«[64]

Unsere Auffassung ist allerdings, dass Coaching kein Dauerzustand sein sollte. Das heißt, dass bereits nach möglichst wenigen Sitzungen das Coachingziel erreicht sein sollte. In der Regel gelingt dies auch. Die beiden in diesem Buch vorgestellten Modelle Transaktionsanalyse und persolog-Persönlichkeitsprofil unterstützen dabei außerordentlich gut. Die Coachingthemen bzw. -anlässe sind vielfältig. Sei es in einem

- Konfliktfall mit einer Mitarbeiterin, der besonders schwierig ist, oder
- wenn man die Praxis seiner Eltern übernommen hat und jetzt einen Konfliktfall mit einer Mitarbeiterin lösen muss, die uns schon seit unserer Kindheit kennt, oder

---

62 Es gibt auch die Möglichkeit von Gruppen- oder Seminarcoaching. S. h. Bitzer, B.: Seminarcoaching: Eine Strategie für erfolgreiche Führungsseminare, in: f&w 2/99

63 Holtbernd/Kochanek: Coaching, Köln 1999, S. 40

64 Witt, J.: Interaktive Führung, Heidelberg 1999, S. 68

- sie stehen vor der Entscheidung, eine Behandlerin in die Partnerschaft aufnehmen zu wollen, sind aber durch einige Verhaltensweisen der möglichen Partnerin unsicher, ob Sie mit dieser Partnerschaft auch glücklich sein werden.

Thomas Holtbernd und Bernd Kochanek führen noch weitere Coachingmöglichkeiten und -ziele auf:[65]

- Wo Kooperation herrscht, können depressive Stimmungen vermieden werden. Coaching spürt die Konkurrenzstrukturen auf.
- Coaching fördert die Zuwendung zum Kollegen und Mitarbeiter.
- Coaching wirkt auf den konstruktiven Umgang mit Aggressionen ein.
- Rightplacement als Element des Coachings bedeutet eine lebendige Gemeinschaft von Menschen, die miteinander versuchen, sich in ihren Positionen (und Rollen/d. V.) zu unterstützen.
- Das Unternehmen wird als eine Lerngemeinschaft gesehen, in der Verhalten erlernt, verlernt und erweitert werden kann. Der Wert der Person wird unabhängig von ihrer Leistung gesehen, denn eine solche Sichtweise lähmt den Prozess und ist depressionsfördernd.

Im Coaching wird Ihnen durch die Reflexion manches klarer und Sie fühlen sich sicherer in Ihren Entscheidungen.

Der Coach unterstützt seinen Klienten, die eigenen Ressourcen zu aktivieren. Er unterstützt, dass der Klient seine positiven Möglichkeiten, Eigenheiten, Fähigkeiten, Motive und Motivationen erkennt und sich damit seiner Stärken bewusst wird und dadurch seine kommenden Aufgaben erfolgreicher und vor allem mit mehr innerer Sicherheit meistert.

Im Zusammenhang mit Coaching kann als Beispiel das damalige Verhältnis von Tennisstar Boris Becker zu seinem Trainer/Coach Günther Bosch genannt werden. Bosch hatte mit Sicherheit großen Anteil daran, dass Boris Becker als 17-jähriger Wimbledon gewinnen konnte. Er selber hätte niemals dieses Turnier gewonnen, war als Coach aber derjenige, der Becker unterstützt und vor allem so gestärkt hat, dass er sein sportliches Potenzial entfalten konnte. Thomas Holtbernd und Bernd Kochanek sehen das anscheinend genauso, drücken es allerdings etwas anders aus. Sie schreiben, »... dass der Coach den Coachee nicht

[65] Holtbernd/Kochanek: Coaching, a.a.O., S. 38

bei der Ausführung einer Aufgabe begleitet. Vielmehr arbeiten beide an den Eigenschaften, die für die Bewältigung einer Aufgabe notwendig sind.«[66]

Zu jeder Regel gibt es aber auch immer Ausnahmen. Einer der beiden Autoren hatte schon einmal einen Coachee, auf dessen Wunsch hin er ihn in eine vom Klienten moderierte Sitzung begleitete. Es kann auch Sinn machen, einen Außendienstmitarbeiter zum Kunden zu begleiten usw.

Wenn Sie sich zur Klärung bestimmter Fragen zu einem Coaching entschließen, sollten Sie die ersten beiden Treffen als sogenannte probatorische Sitzungen verstehen und schauen, ob Sie und Ihr Coach zusammenpassen. »Denn Coaching ist immer auch persönlich und emotional.«[67] Die Qualität der jeweiligen konkreten Beziehung zwischen Coach und Klient ist der entscheidende Faktor für den Erfolg, und nicht die Methode![68]

Ein Coach dient der Hilfe zur Selbsthilfe. Er ist nicht dazu da, die Probleme seines Klienten zu lösen, sondern hat dafür zu sorgen, dass dieser seine Probleme selber lösen kann.

Der Coach muss ein Mensch sein, der bereit ist, sich verantwortlich auf etwas einzulassen. »Zuverlässigkeit ist eine der wichtigsten Voraussetzungen für eine fruchtbare Zusammenarbeit. Im Coachingprozess muss dem Coachee mehr und mehr deutlich werden, dass er sich auf den Coach verlassen kann. Das zeigt sich beispielsweise darin, dass der Coach die Termine einhält, pünktlich ist, seine Schweigepflicht bewahrt, in seinem Verhalten eindeutig bleibt und Vereinbarungen einhält.«[69]

Ralf D. Brinkmann führt folgende Liste auf, die er für ein Idealverhalten im Coaching unabdingbar hält:[70]

- Der Coach hat eine wohlwollende Einstellung zu seinem Coachee.
- Das Gespräch bleibt vertraulich.
- Der Coach sorgt dafür, dass die Sitzung nicht gestört wird.

---

[66] Holtbernd/Kochanek: Coaching, a.a.O., S. 25
[67] ebd., S. 17
[68] Vgl. ebd., S. 23
[69] ebd., S. 48/49
[70] Brinkmann: Mitarbeitercoaching, Heidelberg 2000, S. 52

- Zu Coachingbeginn erklären beide, was sie voneinander erwarten.
- Einen guten Teil der Sitzung verbringt der Coach mit aktivem Zuhören.
- Der Coach fasst zwischendurch zusammen und fragt nach.
- Alle sachdienlichen Informationen werden offengelegt.
- Gefühle können offen gezeigt werden.
- Probleme werden gemeinsam analysiert und beurteilt.
- Es werden verschiedene Lösungswege gesucht und ihre Vor- und Nachteile offen diskutiert.
- Es wird besonderer Wert auf aktives Handeln gelegt, und dementsprechend werden Pläne entworfen.
- Möglichkeiten zur persönlichen Weiterentwicklung werden mit besonderem Interesse verfolgt.
- Es wird ein Termin vereinbart, zu dem das Gespräch fortgesetzt wird.
- Das Gespräch wird analysiert, sodass Coach und Coachee aus ihren Erfahrungen lernen können.

Natürlich gibt es noch zahlreiche weitere Aspekte, die zum Thema Coaching aufzuführen wären. Unser Anliegen ist hier jedoch lediglich, das Thema im Zusammenhang mit Mitarbeiterführung einigermaßen angemessen einzubinden. Gerne weisen wir daher an dieser Stelle auf das in der »Grünen Reihe« erschienene Buch von Michael Pohl und Michael Wunder hin: Führung braucht Coaching.[71]

---

[71] Pohl, M./Wunder, M.: Führung braucht Coaching, Hamburg 2013 (s. auch www.gruene-reihe.de)

5 Mediation

Mediation ist ein Verfahren, dass Konfliktparteien dabei unterstützt, die eigenen Konflikte so zu lösen, dass alle Konfliktparteien am Ende einen Konflikt mit einem guten Gefühl für gelöst erklären können.

Konflikte belasten, vor allem die Gesundheit. »Der Blutdruck steigt (...) an, wenn man sich in einem Gespräch einer Konfliktsituation eines Menschen nähert, sinkt aber bereits wieder ab, wenn der betreffende Mensch selbst über den Konflikt spricht und sein Problem verbalisiert.«[72]

Konflikte bereiten Stress. »Den Forschungsergebnissen des Stanford-Wissenschaftlers Dr. Bruce Lipton, eines renommierten und anerkannten Zellbiologen, zufolge ist Stress die Ursache von mindestens 95 Prozent aller Krankheiten und Leiden. Dr. Lipton führt aus, dass die restlichen fünf Prozent genetisch veranlagt sind oder (...) irgendwann in der Familiengeschichte des Betreffenden durch Stress verursacht wurden. Selbst die amerikanische Seuchenschutzbehörde behauptet auf ihrer Website, dass 90 Prozent aller Krankheiten und Leiden mit Stress in Zusammenhang stehen. (...) Zu viel Stress über zu lange Zeit hinweg mündet in ›chronischen Stress‹, der zu Herzkrankheiten und Schlaganfall führen und auch die Entstehung von Krebs und chronischen Atemwegserkrankungen begünstigen kann.«[73]

An Konflikten herrscht kein Mangel. Warum gibt es auf der Welt so viele Konflikte? Eine mögliche Antwort gibt der Literaturnobelpreisträger Paulo Coelho in seinem Roman Aleph: »Damit das Universum sich weiterentwickelt. Damit der Körper sich verändert. Das hat nichts mit der einzelnen Person zu tun. Hören Sie auf meine Worte.«[74]

»Konflikte drängen auf eine Lösung: Man kann die Spannung nicht ignorieren, sie muss irgendwie aufgelöst werden. Erst dann können wir uns wieder dem Alltag zuwenden.«[75]

Diese Zitate – und wir könnten viele weitere hinzufügen – deuten an, dass Konflikte für uns Menschen immer die Chance bieten, an ihnen zu wachsen – wenn wir sie annehmen und sie konstruktiv und auf Augen-

---

[72] Dethlefsen, T./Dahlke, R.: Krankheit als Weg, München 1983, S. 275
[73] Loyd, A./Johnson, B.: Der Healing Code, 16. Auflage, Hamburg 2013, S. 37
[74] Coelho, P.: Aleph, Zürich 2012, S. 138/139
[75] Berkel, K.: Konflikttraining, 12. Auflage, Hamburg 2014, S. 13

höhe so lösen wollen, dass auch die Konfliktpartei am Ende dabei ohne Niederlage rauskommen kann. Nehmen wir Konflikte nicht an, versuchen wir sie zu umgehen oder handeln wir so, dass die Konfliktpartei verletzt werden soll, kommen wir nicht von der Stelle. Der Konflikt bleibt und belastet uns und unser Umfeld weiter. Jeder weiß, dass in zerstörten Familien die Kinder am meisten leiden, obwohl sie selber nicht direkt am Konflikt beteiligt sind. In Betrieben leiden ebenfalls alle, wenn es einen Konflikt im Team gibt. Und es bekommen auch die angrenzenden Abteilungen, Bereiche, Kunden, Patienten usw. mit, wenn »dicke Luft« herrscht.

Noch in diesem Zusammenhang interessant und als Zusatzinformation:

Wenn es zwischenmenschlich mal nicht gut läuft, spricht der Volksmund oft von sog. »dicker Luft«. Quantenphysiker wollen bewiesen haben, dass sich Gefühle zu Energiepartikeln verdichten, die, wenn sie nicht als Gefühle gelebt werden, sich in den Zwischenräumen zwischen Atomen und Molekülen ablagern können. Dies ist buchstäblich der Filter, der verstopft wird.

Laut einer von Erika Regnet durchgeführten Befragung von Mitarbeitern und Führungskräften sind die häufigsten Konfliktursachen:[76]

- Unzureichende Kommunikation
- Gegenseitige Abhängigkeit
- Sich ungerecht behandelt fühlen
- (Rollen-) Mehrdeutigkeit durch Verantwortung
- Wenig Gebrauch von konstruktiver Kritik
- Misstrauen
- Unverträgliche Persönlichkeiten und Einstellungen
- Kämpfe um Macht und Einfluss
- Groll, Ärger, Empfindlichkeit
- Mitgliedschaft in unterschiedlichen Einheiten
- Auseinandersetzung über die Zuständigkeiten

---

[76] Zitiert aus Berkel, K.: Konflikttraining, Hamburg 2011, S. 41/42

- Belohnungssysteme
- Gesichtsverlust
- Wettbewerb um knappe Ressourcen

Konflikte in Praxen kosten viel Zeit und Energie. Haben Konflikte eine bestimmte Qualität bzw. Intensität erreicht, ist eine Lösung ohne externe Unterstützung nahezu unmöglich. Friedrich Glasl hat dies zu Papier gebracht und durch Stufen der Eskalation sehr gut verdeutlicht (s. Abbildung 12). Ist man als Führungskraft entweder selber Teil eines Konfliktes oder nur am Rande davon betroffen (wenn sich z. B. zwei anvertraute Mitarbeitende über einen längeren Zeitraum gegenseitig das Leben schwer machen), ist man auf jeden Fall immer Teil des Systems. Eine neutrale dritte Person hat es viel leichter, die Konfliktlösung zu unterstützen. Bin ich Teil des Systems oder gar des Konfliktes, kann ich gar nicht mit der notwendigen Objektivität und Gelassenheit an die Konfliktlösung rangehen. Eine externe dritte Person hat als Mediator auch nicht die Aufgabe, den Konflikt zu lösen, sondern lediglich dazu beizutragen, dass die Konfliktparteien die Lösung selber finden (ähnlich wie beim Coaching). Auch das wäre wieder transaktionsanalytisch begründbar, denn allein durch die Tatsache, dass sich ein »Mediator« selbst so einschätzt, dass er das Problem lösen könnte, erhebt er sich über die anderen (»Retter«), sodass die Lösung letztendlich keine wirkliche ist und nicht die hundertprozentige Akzeptanz erzielt, als wenn die Konfliktparteien diese selber gefunden hätten.

Damit aus kleineren Reibereien keine großen Konflikte werden, gilt es, Warnsignale in der Praxis ernst zu nehmen. Zum Beispiel wenn

- Kollegen offen oder versteckt herabgesetzt werden,
- Mitarbeitende sich zurückziehen, nicht mehr an Gemeinschaftsaktionen teilnehmen und Dienst nach Vorschrift machen,
- sich Kommunikation verschriftlicht; statt kurzer Absprachen werden E-Mails geschickt oder Zettel geschrieben,
- die Arbeitsleistungen Einzelner auffällig ab- und Fehlzeiten zunehmen,
- man sich in der Teambesprechung schweigend mit verschränkten Armen gegenübersitzt,
- sich niemand mehr für die Teeküche oder andere Sozialräume zuständig fühlt.[77]

[77] Quelle: Sicherheitsreport 2/2012, S. 11

Mediation ist nicht neu. Schon im Mittelalter wurden Menschen, die zwischen (Kriegs-) Konfliktparteien vermittelten, als Mediatoren bezeichnet. Da in der heutigen Zeit viele Konflikte vor Gerichten ausgetragen werden, soll Mediation durch außergerichtliche Schlichtung die Gerichte entlasten. Mediation ist schlicht und ergreifend nichts anderes als Konfliktmanagement zwischen zwei oder mehreren Parteien, dessen konstruktive Schlichtung durch eine unbeteiligte Person unterstützt wird, wobei es – wie bereits zweimal erwähnt – wichtig ist, dass die Konfliktpartner die Lösung selber finden müssen (Selbstverantwortung!).

Ein Mediationsprozess ist der Versuch, durch Gesprächsvermittlung über eine neutrale und am Konflikt emotional unbeteiligte Person[78] eine Konfliktlösung herbeizuführen, die von den Konfliktparteien selbst entwickelt und damit letztendlich auch getragen wird. Die Anzahl der notwendigen Gespräche ist von der Intensität des jeweiligen Konfliktes abhängig. Nach eigenen Erfahrungen als Mediatoren in Betrieben liegt die Anzahl der Gespräche meistens bei drei bis maximal fünf pro Mediation.

Auf zahnärztliche Praxen bezogen ist Mediation eine Möglichkeit, durch Einschaltung einer externen Person Streitfälle zu lösen. Dabei kann zwischen zwei Kategorien[79] unterschieden werden:

- Konflikten der ersten Kategorie, die zwischen einer Praxis und einer anderen außerbetrieblichen Partei entstehen (z. B. zu einem externen Geschäftspartner, Patienten usw.) und die in der Regel mit juristischer Unterstützung »gelöst« werden und
- Konflikten der zweiten Kategorie, die zwischen innerbetrieblichen Parteien über Mediationsprozesse gelöst werden können, wie z. B. Konflikte zwischen Führungskräften und/oder Mitarbeitern.

Wir selber sind bisher ausschließlich zu innerbetrieblichen Konflikten hinzugezogen worden. Die Gründe sind absolut vielfältig und ergänzen die Auflistung von Erika Regnet:

---

[78] Wir sind seit einiger Zeit dazu übergegangen, Mediationen immer nur zu zweit (Frau und Mann) durchzuführen. Das hat u. a. den Vorteil, sich austauschen zu können. Die bisherigen Erfolge scheinen diese Vorgehensweise zu rechtfertigen. Aus unseren Erfahrungen ist folgendes Buch entstanden: Bitzer, B.: Mediation macht gesund – Betriebliche Konflikte als Chance für nachhaltiges Wachstum, Hamburg 2019

[79] Vgl. Bitzer, B./Bösl, M./Liebsch, K.: Der Mediator als Lotse im Konfliktfall, in: PERSONAL 9/2000, S. 482 ff.

- So durften wir u. a. einen Fall begleiten, in dem eine Mitarbeiterin nach einer über einjährigen krankheitsbedingten Abwesenheit mit erheblichen gesundheitlichen Einschränkungen wieder die Arbeit aufnehmen konnte, während ihrer Abwesenheit aber andere Kollegen ihre vormals von ihr allein verrichteten Spezialaufgaben übernommen hatten und jetzt nicht wieder abgeben wollten.
- Oder der Fall, als zwei von der Persönlichkeit sehr unterschiedliche Personen eine Praxisgemeinschaft gegründet hatten und im Verlauf der Zusammenarbeit auf Schwierigkeiten gestoßen waren.

Konflikte wollen – wie bereits aufgeführt – grundsätzlich gelöst werden. Deshalb machen sie so lange auf sich aufmerksam, bis der Erlösungszustand erreicht ist. Bis dahin laufen sie immer im Hintergrund wie ein Computerprogramm oder eine App und ziehen »Strom« im Sinne von Lebensenergie bei allen Konfliktbeteiligten; selbst bei denen, die nicht direkt am Konflikt beteiligt sind. Von daher trägt Mediation als ein erfolgreiches Verfahren zur Lösung von Konflikten unmittelbar zur betrieblichen Gesundheit bei!

Und: Betriebswirtschaftlich rechnet sich Mediation. Verhältnismäßig geringe Kosten für die Mediation werden durch mögliche Kosten durch nachlassende Qualität, Leistung, steigende Fehlzeiten,[80] nachlassende Patientenzufriedenheit usw. mehr als aufgewogen.

---

[80] Vgl. Bitzer, B.: Fehlzeiten als Chance, Renningen 2005, 5. Auflage

1.	2.	3.	4.
Meinungs-verschieden-heiten, Spannungen, Verstimmungen	Überheblichkeit und Arroganz	Unbeherrschte Ausbrüche und nonverbale Signale belasten das Klima.	Devise: »Du oder ich!« Werben um Verbündete
Störung lässt sich durch sachliche Argumentation beheben.			

5.	6.	7.	8.	9.
Öffentliche Diskrimi-nierung des Gegners, persönliche Angriffe	Gegenseitige Drohungen und zu-nehmendes Misstrauen	Kontrahenten versuchen, die Existenz des Gegners zu erschüt-tern.	Kontrahenten versuchen, die Existenz des Gegners zu vernich-ten.	Untergang beider Kon-trahenten. Trost: Auch der andere ist abgestürzt.
Konflikt ohne Unterstüt-zung nicht mehr lösbar				

Abbildung 12: Stufen der Eskalation

Quelle: Glasl, F.: Konfliktmanagement: Ein Handbuch für Führungskräfte, Beraterinnen und Berater, 6. Aufl., Verl. Paul Haupt, Bern/Verl. Freies Geistesleben, Stuttgart 1999, S. 216, 361

6 Teamentwicklung mit Outdoor-Anteilen

In diesem Kapitel geht es um den Zusammenhalt von sozialen Organisationen, der sich insbesondere in Krisenzeiten zeigt. Sind die Mitarbeiter bereit, auch in schwierigen Zeiten zu ihrem Arbeitgeber zu stehen, oder wandern sie lieber zu Mitbewerbern ab? Was bewirkt letztendlich die für Unternehmen lebenswichtige Identifikation der Mitarbeiter mit ihrem zahnärztlichen Betrieb? Wie können Teamentwicklungsmaßnahmen zum wirtschaftlichen Erfolg oder sogar zum Überleben einer Praxis beitragen?

Viele betriebliche Entscheidungsträger – und nicht selten auch die Verantwortlichen für den PE Bereich in Wirtschaftsbetrieben – unterschätzen den Wert und den Einfluss von Teamentwicklungsmaßnahmen mit Outdoor-Anteilen. Dieses letzte Kapitel soll verdeutlichen, dass gerade derartige Veranstaltungen sehr starken Einfluss auf die Zwischenmenschlichkeit nehmen, die wiederum für den wirtschaftlichen Erfolg eines Unternehmens bzw. einer Praxis von besonderer Bedeutung ist. Gerade in (Zahn-)Arztpraxen ist der Erfolg von Teamentwicklungsmaßnahmen noch deutlicher als in anderen Betrieben, da es hier in den meisten Fällen noch weniger anonym zugeht. Wir hatten das Glück, dass wir über eine Teamentwicklungsmaßnahme in einer konkreten Praxis berichten durften. Herr Dr. Kamphusmann gab dankenswerterweise sein Okay, über die mit seiner Praxis durchgeführte Maßnahme einen Bericht zu veröffentlichen.[81]

Letzten Endes kann man alle wirtschaftlichen Vorgänge
auf drei Worte reduzieren: Menschen, Produkte und Profite.
Die Menschen stehen an erster Stelle. Wenn man kein gutes Team hat,
kann man mit den beiden anderen nicht viel anfangen.
Lee Iacocca

Eigene Untersuchungen haben schon vor 20 Jahren gezeigt,[82] dass die Qualität der Zwischenmenschlichkeit mit den Fehlzeitenraten von Unternehmen in Zusammenhang steht. Ist entweder das Verhältnis zwischen Mitarbeitern und Führungskräften oder sind die Beziehungen innerhalb

[81] Sie finden diesen Bericht in Die Zahnarztwoche Nr. 15/10, S. 28. Sie können diesen Aufsatz gerne per E- bei uns (kontakt@inpexconsult.de) anfordern.

[82] In PERSONALmagazin 2/02, S. 47

eines Teams gestört (oder beides), führt dies zu starkem Motivationsverlust und letztendlich immer zu abnehmender Gesundheit. Im Umkehrschluss kann die Behauptung aufgestellt werden, dass ein gutes Verhältnis zur Führungskraft und ein von gegenseitigem Respekt und Wertschätzung getragenes Team immer deutlich motivierter, produktiver und gesünder ist.[83]

Warum Outdoor-Training?

Teamentwicklungsmaßnahmen mit Outdoor-Anteil tragen zu einem guten Teamklima bei.

Outdoor-Trainings sind ein besonderer Bereich der Teamentwicklung. In einer neuen und ungewohnten Situation und Umgebung, die in der Regel wenige Ähnlichkeiten zum gewohnten Arbeitsumfeld aufweist, werden Übungen an der frischen Luft durchgeführt, die die Teilnehmer physisch und psychisch herausfordern. Die erlebnispädagogischen Übungen sind so konzipiert, dass das vorgegebene Ziel nur durch Teamarbeit erreicht werden kann. Die Aufgaben lassen sich zwar allein ausprobieren, aber nur mit Teamsynergie lösen. Immer wenn Menschen miteinander arbeiten, gibt es vielerlei Chancen für Synergieeffekte![84]

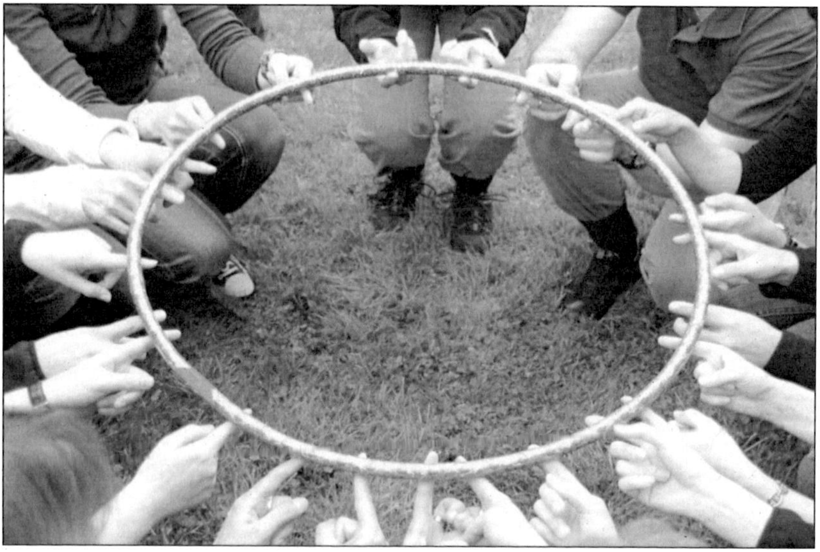

[83] Vgl. u. a. von Rabenau: Fehlzeiten entdämonisieren, in PERSONAL 12/08, S. 29
[84] Vgl. Großer, M.: Outdoor für Indoors, 2. Auflage, Augsburg 2003, S. 18

Die ungewohnte und neue Umgebung inspiriert alle Teilnehmer zu alternativen Verhaltensweisen. Angesprochen wird hier die den Menschen eigene ursprüngliche und neugierbetonte Art des Lernens.

Outdoor-Teamtrainings sind so ausgerichtet, dass sich die Anforderungen von Übung zu Übung steigern und bei entsprechender Zusammenarbeit erfolgreich gelöst werden können.

Die Teilnehmer haben Zeit und Gelegenheit, sich und ihre Kollegen besser oder von einer ganz anderen Seite kennenzulernen. Das Vertrauen in die eigene, aber auch in die Kraft und Energie des gesamten Teams, entwickelt sich mit jeder Übung und ist am eigenen Körper zu spüren.

In diesem Kontext ist das Austesten neuer Verhaltensmuster erfolgreich und macht viel Spaß und Freude.

Die Nachhaltigkeit des Erlebten und Erlernten ist bei Outdoor-Trainings von besonderer Bedeutung.

Menschen lernen über drei Bereiche:

- kognitiv,
- emotional und
- affektiv.

Dabei werden drei Wahrnehmungskanäle benutzt:

- das Sehen,
- das Hören und
- das Fühlen.

Um Inhalte und Einstellungen dauerhaft und schnell übermitteln zu können, ist es wichtig, all diese Bereiche mit in das Lernen einzubeziehen. Kinder lernen und begreifen so ihr Umfeld; und zwar dauerhaft.

In »normalen« Seminaren werden über die Kanäle Sehen und Hören vor allem kognitive Inhalte vermittelt. Outdoor-Teamtrainings bedienen sich des im Erwachsenenleben leider vernachlässigten Kanals des Fühlens. Dieser Kanal ist für den Transfer emotionaler und affektiver Inhalte zuständig.

»Wir wissen jetzt, dass Spielen das Gebiet ist, auf dem das eigentliche Lernen stattfindet«[85]

---

86 Kinderpsychologin Alison Gopnik in »Da staunste, was?« von Max Fellmann; Süddeutsche Zeitung Magazin 39/2010, S. 21/22

Über Vertrauen zu reden, macht in einem Seminar sicher Sinn; es jedoch zu spüren, weil ein Kollege mich bei einer Übung (körperlich) unterstützt, ist für die meisten Teilnehmer ein nachhaltiges und unvergleichliches Erlebnis.

Outdoor-Teamtrainings geben Raum, um mit Kopf (Verstand), Hand (Begreifen) und Herz (Gefühl/Emotion) zu lernen.

Prozesse, Energien und Potenziale des Teams können so begriffen werden. Eine dauerhafte Anwendung und Weiterentwicklung des Erlebten und Erlernten ist durch diese Art des Trainings möglich.

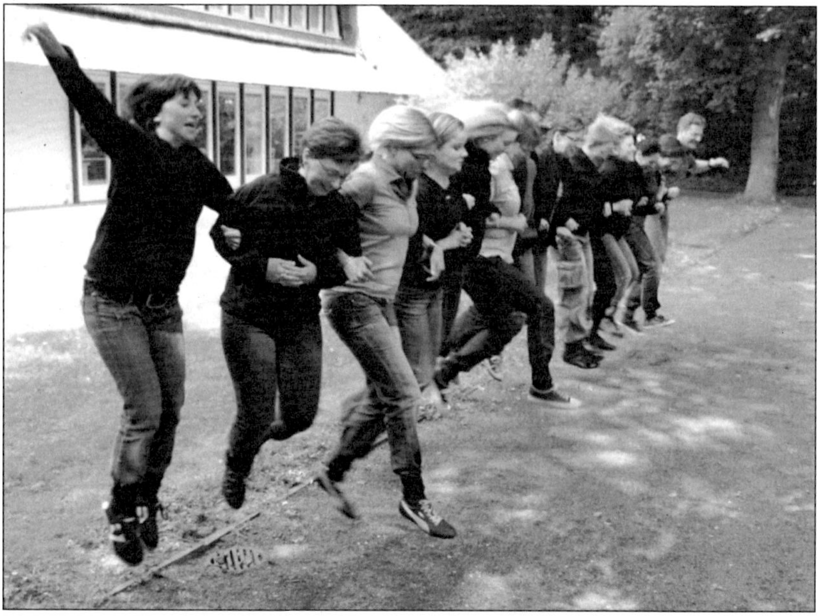

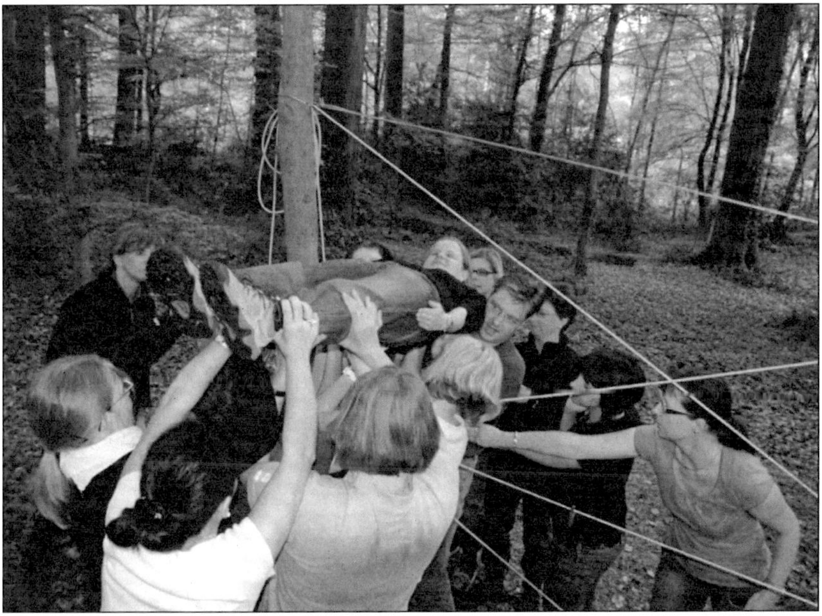

Zusammengefasst werden folgende Ziele über Teamentwicklungsmaßnahmen abgedeckt:[86]

Kooperationsbereitschaft

- Aufgaben sind so gestellt, dass Zusammenarbeit unmittelbar notwendig ist.
- Die Qualität der Ergebnisse steigt mit dem Niveau der Kooperation.
- Zusammenarbeit hat hier einen praktischen und nicht nur moralischen Stellenwert.

Konfliktfähigkeit

- Konflikte tauchen durch Zeitdruck und unterschiedliche Lösungsstrategien auf, sind aber willkommene Lernanlässe.
- Durch den »als-ob«-Charakter werden die Probleme als bedeutungsvoll, aber nicht bedrohlich angesehen.

---

86 In Anlehnung an Gilsdorf, R./Kistner, G.: Kooperative Abenteuerspiele, 14. Auflage, Seelze-Velber 2005, S. 22 ff.

Helfen und sich helfen lassen

- Viele Übungen erfordern ganz besonders die aktive Unterstützung der Gruppenmitglieder.
- Physische und psychische Anforderungen variieren, sodass Handicaps in einer Spielsituation durchaus ein Lernvorteil sein können.
- Keine starre Rollenverteilung

Übernahme von Initiative und Verantwortung

- Aufgaben können nur bewältigt werden, wenn alle Teammitglieder ihre Fähigkeiten und Stärken zum Einsatz bringen.
- Lernerfahrung, dass Einsatz, Anstrengung und Initiative sich lohnen
- Keine individuelle Belohnung, sondern Verantwortung für die gemeinsame Arbeit

Selbstwertgefühl

- Übungen sind auf Erfolgserlebnisse angelegt.
- Anspruchsvolle Aufgaben; daher wirken Erfolgserlebnisse sehr nachhaltig.

Realistische Selbsteinschätzung

- Relativierung von Fehlein-, Über-, Unterschätzung
- Realistisches Selbstbild der eigenen Möglichkeiten und Grenzen

Körperbewusstsein

- Übungen bieten die Möglichkeit, durch vielfältige und oft neue und ungewohnte Bewegungen ein positives Körperbewusstsein zu erlangen.
- Kein individueller Bewertungsdruck
- Körperkontakt baut Berührungsängste ab und führt zu Vertrauen.

Selbstwertgefühl, Kooperationsbereitschaft, Konfliktfähigkeit, helfen und sich helfen lassen und Übernahme von Initiative sind nicht nur in wirtschaftlich schwierigen Zeiten Faktoren, die für das Überleben einer Praxis von entscheidender Bedeutung sind; aber dann sind sie es ganz besonders!

In wirtschaftlich schwierigen Zeiten leiden Menschen verstärkt unter Existenzangst (möglicher Verlust des Arbeitsplatzes, Kürzungen von

Weihnachts- oder Urlaubsgeld, Schichtzulagen fallen weg, Kurzarbeit usw.). Angst schnürt ein, lähmt, macht manchmal sogar krank und hat Einfluss auf die Motivation. Was kann helfen, um Motivationsverlust auszugleichen, wenn finanzielle Anreize (sogenannte Hygienefaktoren) schrumpfen?

Letztendlich ist es die Zwischenmenschlichkeit, die Menschen zusammenschweißt und in Gemeinschaften ein Zusammengehörigkeitsgefühl entwickelt.

Im Sport ist oft ersichtlich, welchen Einfluss ein gutes Teamgefühl auf den (wirtschaftlichen) Erfolg besitzt. So wird nicht immer die Mannschaft Deutscher Meister, die die besten Einzelspieler in ihren Reihen hat, sondern gelegentlich auch eine Mannschaft, die geschlossen als Team auftritt.

Ein guter Teamgeist nimmt positiven Einfluss auf die Identifikation mit dem Unternehmen (der Mannschaft) und den möglichen Schwierigkeiten. »Wir kommen gemeinsam aus der Krise, wenn alle mit anpacken und die Notwendigkeit von Veränderungen mittragen.«

Zum Team gehört auch immer der Coach bzw. die jeweilige Führungskraft. Auch Sie als Praxisinhaber und/oder Praxismanager sind Bestandteil des Teams und müssen ihren Beitrag zur Teamentwicklung leisten.

Durch die Übungen in Teamentwicklungstrainings mit Outdooranteil wird jeder einzelne Teilnehmer gestärkt, indem er den Wert seiner Leistung direkt spürt (Selbstwert!). Viele Aufgaben, auch die im Arbeitsalltag, lassen sich irgendwie alleine bewältigen, aber letztendlich nur mit Teamsynergie optimal lösen.

Gerade in wirtschaftlich schwierigen Zeiten, in denen vieles aussichtslos erscheint und für den einzelnen Mitarbeiter die wirtschaftlichen Vorgänge unübersichtlich und komplex erscheinen, wir uns hilf- und machtlos »denen da oben« (Banken, Politikern, Wirtschaftsriesen) ausgesetzt fühlen, spätestens dann ist wieder auf unsere uns innewohnenden menschlichen Fähigkeiten und Ressourcen zu setzen und zu vertrauen:

- Gemeinsame Arbeit für ein gemeinsames Ziel (Überleben/Jagd)
- Vertrauen in die eigenen Fähigkeiten und die der Kollegen
- Gegenseitige Unterstützung/Solidarität
- Kreativität

All dies wird in Teamentwicklungsübungen deutlich. Wir sehen den Effekt direkt und unverblümt und fühlen uns wohl, wenn wir als Team erfolgreich sind.

Der Erfolg von Teamentwicklungsmaßnahmen lässt sich mit einer einfachen Methode unmittelbar messen. Hierzu wird die sogenannte Teamentwicklungsuhr eingesetzt (siehe Abbildung 13). Sie unterteilt folgende vier Phasen von Teamentwicklung:

Die Testphase: Zum Teil völlig fremde Menschen treffen zum ersten Mal aufeinander und bilden eine Gruppe. Diese Phase ist von Zurückhaltung und Vorsicht geprägt. Man fühlt sich erst einmal ein und schaut, mit wel-

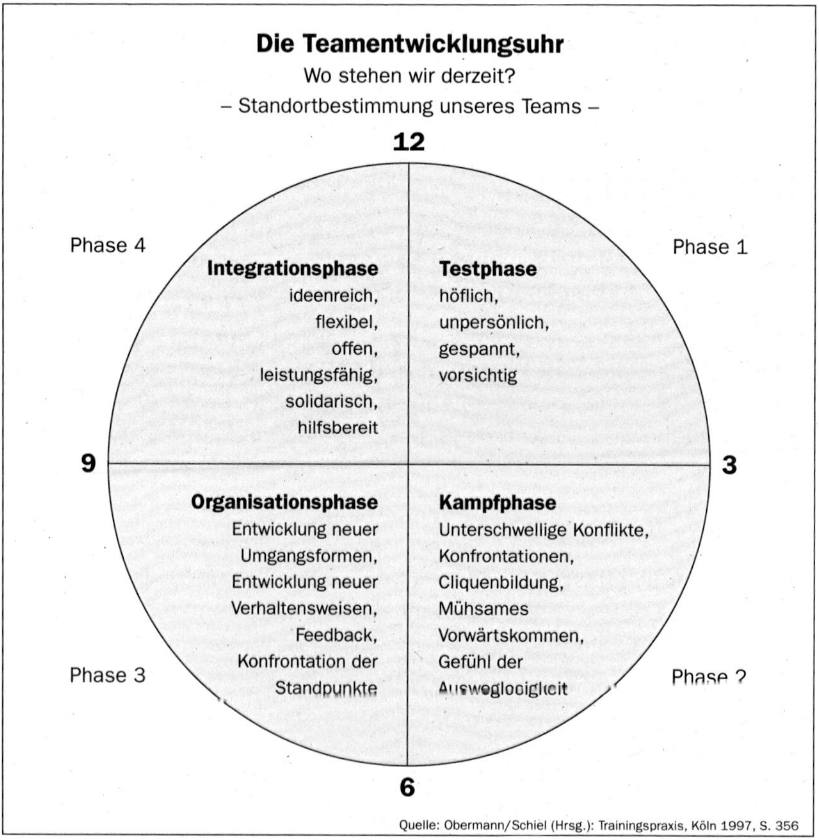

Abbildung 13: Teamentwicklungsuhr

chen Menschentypen man zusammenarbeiten darf. Man *beschnuppert* sich.

Die Kampfphase: In der Kampfphase entstehen (möglicherweise) unterschwellige Konflikte. Es können sich Cliquen bilden, die sich das Leben und die Arbeit gegenseitig schwer machen. Diese Phase kostet Kraft, weil ungelöste Konflikte immer Lebensenergie ziehen.

Die Organisationsphase: Um aus der Kampfphase herauszukommen, muss man sich organisieren, d. h. Verabredungen und Vereinbarungen treffen, die eingehalten werden müssen. Es muss vereinbart werden, wie kommuniziert und gestritten werden soll.

Die Integrationsphase: Wird die Organisationsphase optimal gemeistert, erreicht ein Team die Integrationsphase. Hier kann ich mich als Mensch zeigen wie ich bin, muss meine Persönlichkeit nicht verstecken und kann mich mit all meinen Fähigkeiten angstfrei einbringen.

Die Teamentwicklungsuhr kann zu Beginn einer Teamentwicklungsmaßnahme kurz vorgestellt und auf Flip-Chart-Papier skizziert werden. Dann werden die Teilnehmer gebeten, sich mithilfe eines Punktes oder Kreuzes per Marker auf der Uhr dort zu verorten, wo sie sich und das Team gerade sehen. Das Ergebnis ist sofort sichtbar und kann diskutiert werden.

Nach den dann folgenden Übungen kann am Ende der Maßnahme das gleiche Verfahren noch einmal angewendet werden. Die beiden folgenden Teamuhren (s. Abbildung 14) aus dem Team von Dr. Kamphusmann zeigen, dass es (wie fast immer!) eine deutliche Verbesserung innerhalb kürzester Zeit gegeben hat.

Um die Nachhaltigkeit der Teamentwicklungsmaßnahme zu sichern, wird im Seminar bereits eine Gruppenarbeit durchgeführt, in der u. a. Vereinbarungen für den Arbeitsalltag getroffen werden. Die hier leitenden Fragen können wie folgt lauten:

Welche Eindrücke nehmen wir aus diesen Tagen mit? Was können wir konkret von den beiden Tagen »im Wald« in unsere Praxis mitnehmen?

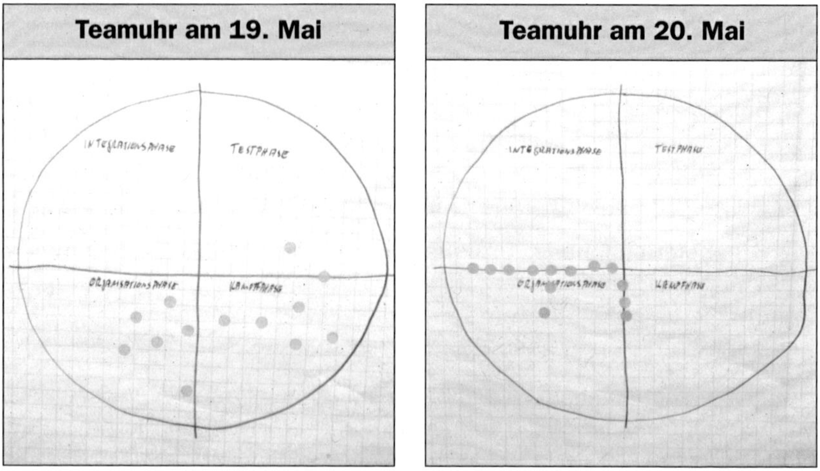

Abbildung 14: Teamuhren im Praxiseinsatz

Hierzu Statements aus dem Team der Praxis Dr. Kamphusmann und Partner:

- »Wir harmonieren besser als gedacht und sind erstaunlich zielorientiert. Kaum ein Ziel scheint unerreichbar!«
- »Jede und jeder von uns konnte mit der persönlichen Stärke zum Ergebnis beitragen!«
- »Ohne Kommunikation läuft nichts! ... und zwar auf direktem Wege. Das wurde bei den Übungen sehr deutlich und ist auf den Praxisalltag übertragbar.«
- »Ich war mir überhaupt nicht sicher, ob und wie wir das schaffen sollen. Aber irgendwie hatte ich das Gefühl, wir kriegen das hin.«
- »Ich hatte die ganze Zeit das Vertrauen, dass meine Kollegen mich nicht ›fallen lassen‹.«
- »Ich hatte Vertrauen zu jedem und jeder, und habe mich über meine eigene Kraft gefreut! Ein tolles Gefühl! Das nehme ich mit in die Praxis.«

Die folgenden Äußerungen machen deutlich, was die Teilnehmer mitgenommen haben:

- Das Gefühl, durch gemeinsame Arbeit ein hohes Ziel erreichen zu können.

- Mut und Vertrauen in die eigene Stärke und in die Stärke des gesamten Teams.
- Sich mit Schwächen, Entwicklungspotenzialen den anderen Teammitgliedern zeigen zu können; auch den Vorgesetzten! ... und Unterstützung zu erhalten ...

Zum Teil werden aus dem Training heraus konkrete weitere Maßnahmen vereinbart (wie z. B. Coaching, Mediation usw.). Die liegen dann aber meistens in den Händen der Teams und deren Führungskräfte.[87]

[87] Zum Thema liegt in diesem Verlag seit 2023 das folgende Buch vor: »Teamentwicklung wirkt! Das 1x1 der Unternehmensentwicklung«. Autoren: Bitzer, Tabea und Bitzer, Bernd.

7 Zusammenfassung: Zum Kern von Führung

Sie haben das Buch nun (fast) geschafft. Wir möchten noch einmal zusammenfassen und die Aspekte aufführen, die in Bezug auf Führung von überragender Bedeutung sind.

Was ist Führung? Hierzu gibt es unzählige Definitionen in ebenso unzähligen Veröffentlichungen. Die Entwicklung der Führungslehre hat ihren Anfang im Militärischen (das gilt auch für die Organisationslehre und hier u. a. für das Projektmanagement). Es ging um Befehl und Gehorsam. Die drei K's standen im Vordergrund: kontrollieren, kritisieren, kommandieren. Emotionale Aspekte wurden so gut wie gar nicht berücksichtigt. Erst seit ein paar Jahren sind hier Änderungen erkennbar.

Vertrauen ist die Basis von Führung. Ohne gegenseitiges Vertrauen funktioniert Führung nicht; oder allenfalls in der Befehl-und-Gehorsam-Variante. Führung hat etwas mit Folgen zu tun. Besteht gegenseitiges Vertrauen, folgen die uns anvertrauten Menschen auch. Wenn sie sicher sind, dass sie uns trauen können, dass wir sie dorthin führen, wo es ihnen (weiterhin) gut gehen wird, dass wir sie nicht linken oder bloßstellen wollen, dann erst kann von vertrauensvoller Zusammenarbeit gesprochen werden.

Was ist also der Kern von Führung? Sind es Führungsstile, die strategisch-militärisch alle etwas mit Zielvorgaben, Zielerreichung usw. zu tun haben? Oder ist es eher etwas Emotionales, was die Zwischenmenschlichkeit von Führung und Zusammenarbeit ausmacht? Der Kern von Führung sind wir selbst. Und wir sind keine biologischen Maschinen, denen man materielle Stoffe zufügen muss (wie Öl oder Benzin), damit wir laufen, sondern unsere Energie erhalten wir vor allem über

- Wertschätzung,
- Lob,
- Annahme,
- Zuwendung,
- Interesse,
- das Gefühl der Geborgenheit usw.

Wir sind Menschen. Und Menschen sind in erster Linie soziale – und damit emotionale – Wesen. Kurioserweise wird das oft übersehen und wir behandeln uns gegenseitig eher anders. Die von der Wissenschaft gesammelten und veröffentlichten Erkenntnisse werden von Bereichen wie Politik und Wirtschaft (hier über die Werbung) eher genutzt, um uns zu manipulieren. Vertrauen basiert u. a. auf den oben aufgeführten Begriffen sowie Ehrlichkeit. Erfahre ich keine ehrliche Wertschätzung, Anerkennung usw., spüre ich das als Mensch und werde misstrauisch; und letztendlich verunsichert mich dieses Gefühl, Gedanken schwirren durch meinen Kopf, kann mich tagsüber womöglich nicht konzentrieren, verliere an Selbstwertgefühl und werde irgendwann krank, weil das alles sehr anstrengend ist. Dann schlägt es auf den Magen, wir sind sauer, haben die Nase voll und/oder es geht uns an die Nieren. Der Volksmund ist schlau.

Um alles irgendwie in eine Form zu bringen und zusammenzufassen, folgen zwei Listen, deren Anspruch es ist, die Voraussetzungen für Personalentwicklung und Führung zu verdeutlichen:

A **Was benötigen wir Menschen, um uns entwickeln und entfalten zu können?**	**B** **Was behindert Entwicklung und Entfaltung?**
Vertrauen (»blindes«, naives, unvorsichtiges vermeiden)	Überwachung
Feedback (auf Augenhöhe)	Kontrolle (als Misstrauen)
Zuversicht	Druck
Anerkennung	Angstmache
Wertschätzung	Machtkampf
Zuwendung	
Zuspruch	
Annahme	
Geborgenheit	
Interesse	
Freiheit	

Frage: Was passiert, wenn nur die positiven Verhaltensweisen von A gepflegt werden?

Antwort: Es gibt immer Menschen, die damit nicht umgehen können, es ausnutzen und nach Konsequenzen rufen (siehe Kapitel 3.3, »Umgang mit schwierigen Mitarbeitern«). Diese Menschen benötigen eine »Spezialbehandlung«.

Frage: Was passiert, wenn hauptsächlich B existiert?

Antwort: Allen wird der Spaß an der Arbeit, die Motivation usw. genommen. Man macht »Dienst nach Vorschrift« oder hat sogar die innere Kündigung eingereicht; die Qualität und die Produktivität gehen zurück usw.

Vertrauen als der T-Träger von Führung wächst nur unter einer der zahlreichen Formen von Liebe bzw. Anerkennung. Daraus wächst

- Selbst-Vertrauen, was u. a. zu
- Selbst-Liebe,
- Selbst-Annahme,
- Selbst-Wert-Gefühl,
- Selbst-Sicherheit und
- Selbst-Verantwortung führt.

Wir können Angst machen und/oder Nächstenliebe geben.

»Jeder menschliche Gedanke und jede menschliche Handlung gründet sich entweder auf Liebe oder auf Angst. Es gibt keine andere menschliche Motivation, und alle anderen geistigen Vorstellungen leiten sich aus diesen beiden ab. Sie sind einfach verschiedene Versionen, verschiedene Abwandlungen desselben Themas.«[88]

Die folgende und letzte Abbildung 15 ist nur ein Versuch, komplexe Zusammenhänge vereinfacht zu visualisieren:

---

[88] Walsch, N.D.: Gespräche mit Gott, Bd. 1, 9. Auflage, München 1997, S. 38

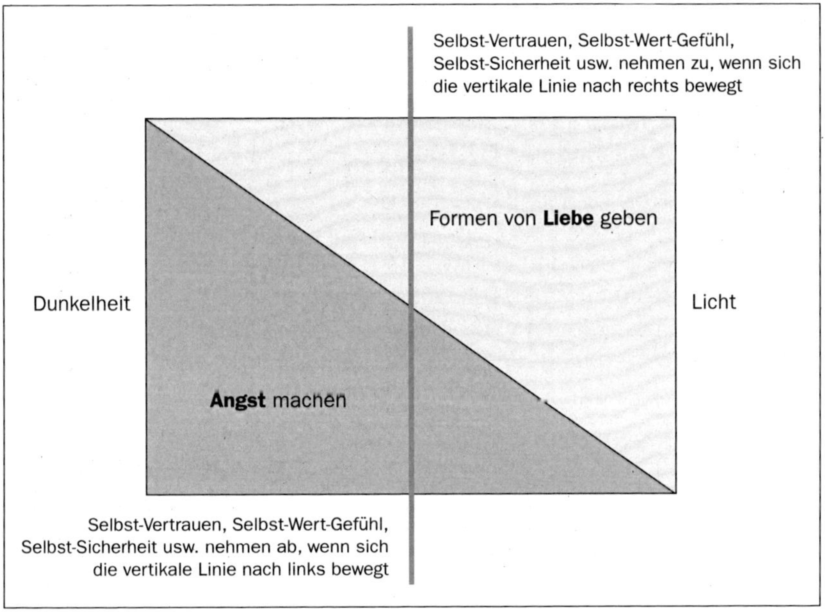

Abbildung 15: Grundemotionen

Es wird behauptet, dass Dunkelheit die Abwesenheit von Licht ist, und Licht immer da ist. Angst ist dann vermutlich die Abwesenheit von Liebe, die ebenfalls immer da ist. Haben wir überhaupt keine Angst mehr, sind wir vermutlich beim Urvertrauen angelangt, das uns fast allen – vermutlich erst nach unserer Geburt – abhanden gekommen ist.

Wir hatten schon an anderer Stelle zitiert, »dass Wertschätzung und eine angstfreie Arbeitsatmosphäre wesentlich dazu beitragen können, dass Mitarbeiter leistungsfähig und effizient arbeiten.«[89]

Ebenfalls bereits zitiert hatten wir Joachim Bauer, Professor für Psychosomatik an der Freiburger Uni, der in einer Veröffentlichung darauf hinweist, dass die »Motivationssysteme erst anspringen, wenn Anerkennung oder Liebe im Spiel ist.«[90]

Die Hirnforschung hat festgestellt und vor allem gemessen, dass unser Hirn auf wertschätzende Kommunikation reagiert und u. a. mit Dopa-

89 »Ausgebrannt« von Sibylle Haas in: Süddeutsche Zeitung Nr. 110 v. 16. Mai 2010, S. 36
90 Bauer, J.: Prinzip Menschlichkeit, Hamburg 2008, S. 37

min[91] ein Hormon ausschüttet, das uns Lebenskraft gibt (und damit Einfluss auf die Gesundheit nimmt!). Kommunizieren wir nicht wertschätzend miteinander, nehmen wir uns Lebenskraft (was Einfluss auf die Gesundheit nimmt). Etwas Nicht-Materielles (Wörter) bewirkt also etwas Materielles (Ausschütten eines Hormons).

Im Zitat von Prof. Dr. Joachim Bauer findet sich ebenfalls das Wort Liebe. Wir hatten bewusst weiter vorn in der Aufzählung Wertschätzung, Anerkennung, Lob, Interesse usw. auf den Hinweis verzichtet, dass diese Wörter allesamt Formen von Liebe ausdrücken, Liebe also ganz viele Facetten besitzt. Führung und Motivation gehören ja mittlerweile unumstritten zusammen. Was im Bauer-Zitat steht, heißt auch nichts anderes, als dass Führung und Liebe miteinander zusammenhängen.

Die schon erwähnten und zitierten Thorwald Dethlefsen und Rüdiger Dahlke schrieben schon vor rund 40 Jahren, dass »die Suche nach Liebe die einzige bekannte Motivation für Leistung« ist.[92]

---

[91] Dopamin wird im Volksmund als »Glückshormon« bezeichnet.
[92] a. a. O., S. 289

Unsere größte Angst

Unsere größte Angst ist es nicht, unzulänglich zu sein.

Unsere größte Angst ist, grenzenlos mächtig zu sein.

Unser Licht, nicht unsere Dunkelheit, ängstigt uns am meisten.

Wir fragen uns: Wer bin ich denn, dass ich so brillant sein soll?

Aber wer bist du, es nicht zu sein! Du bist ein Kind Gottes.

Es dient der Welt nicht, wenn du dich kleinmachst.

Sich kleinzumachen, nur damit sich andere um dich herum
nicht unsicher fühlen, hat nichts Erleuchtetes.

Wir wurden geboren, um die Herrlichkeit Gottes,
der in uns ist, zu manifestieren.

Er ist nicht nur in einigen von uns, er ist in jedem Einzelnen.

Und wenn wir unser Licht scheinen lassen, geben wir damit
unbewusst anderen die Erlaubnis, es auch zu tun.

Wenn wir von unserer eigenen Angst befreit sind,
befreit unsere Gegenwart automatisch die anderen.

Nelson Mandela in seiner Antrittsrede als erster farbiger Präsident Südafrikas 1994
(zitiert nach Marianne Williamson)

8 Fazit

Dieses Arbeitsheft soll einen Überblick zum Thema Mitarbeiter- und damit Praxisführung im zwischenmenschlichen Bereich geben. Unser Wunsch ist, dass Ihnen das Lesen ähnlich viel Freude bereitet hat wie uns das Schreiben dieser Zeilen. Wir hoffen, Ihnen zahlreiche Anregungen gegeben zu haben, wie Sie mit der mitunter recht schwierigen Führungsaufgabe noch besser zurechtkommen als bisher schon. Die jetzt noch folgenden Thesen zum Thema Führung sind sicherlich nach den bisherigen Seiten nachvollziehbarer, als wenn wir sie schon am Anfang des Buches eingefügt hätten:

- Führung beginnt bei uns selbst; Voraussetzung für Führung ist Selbsterkenntnis: Nur wer sich kennt, ist in der Lage, diese Kenntnis zur Gestaltung seiner Führungsaufgaben zu nutzen. Und »meine eigene Wahrnehmungsfähigkeit ist begrenzt, und andere Menschen können mir deshalb helfen, mich und andere objektiver zu sehen.«[93]
- Die Persönlichkeit einer Führungskraft und deren Rolle im Führungsverhalten ist das mit Abstand wichtigste »Führungsinstrument«.
- Führung braucht die jeweilige Authentizität, d. h.: Sein und Handeln stehen miteinander im Einklang.
- Effektives Führungsverhalten folgt keinem vorgefertigten oder fertig eingekauften Konzept, sondern muss von jedem Einzelnen täglich neu entwickelt werden.
- Die Führungsrolle kann ganz unterschiedlich sein. Sie muss nur zur Aufgabe, zu den Mitarbeitern, zur Organisation, zur Situation und zur Persönlichkeit der betreffenden Führungskraft passen.
- Führung erfordert Mut und Demut.
- Physische Gesundheit sowie psychische Stabilität und Belastbarkeit (Resilienz) bilden wesentliche Grundlagen für das Funktionieren von Leistungsträgern. Zusätzlich sind auch ein moralischer Charakter und persönliche Integrität wesentlich für einen guten Gesundheitszustand wie auch für erfolgreiches berufliches Handeln eines Managers.[94]

---

93 Crisand, E./Crisand, M.: Psychologie der Gesprächsführung, 9. Auflage, Hamburg 2010, S. 71
94 Nach: Personalführung 12/2001, 7/2003

Wie versprochen finden Sie hier am Ende unsere Kontaktdaten. Falls Sie dieses Buch anregt, eins unserer Trainings zu besuchen oder einfach ein Beratungsgespräch wünschen, erreichen Sie uns wie folgt:

Telefon 04292 4330
Mobil 0173 1972012
kontakt@inpexconsult.de und/oder finja.augsburg@gmail.com
www.inpexconsult.de und/oder www.finjaaugsburg.com und/oder
www.rueckkehrgespraech.de

Am liebsten würden wir jetzt mit einem Zitat von Giovanni Trapattoni enden: Ich habe fertig! Aber seriöser und noch passender scheint uns:

... und wie man weiß, bleibt Wissen immer unvollendet.[95]

95 Aus Felix Philipp Ingold: Jeder Zeit andere Gedichte, Weinheim 2002

Anhang

Der Gesprächsstiltest

Direktive Einstellung

ist das Bestreben zu lenken, zu beeinflussen, zu dirigieren, zu führen und anzuordnen.

Nicht-direktive Einstellung

ist das Bestreben zu akzeptieren, zu hoher Selbstständigkeit und Unabhängigkeit zu fördern.

Sie finden im Folgenden zehn Gesprächsausschnitte. Zu jedem Ausschnitt werden sechs verschiedene Antworten angeführt. Lesen Sie aufmerksam den ersten Gesprächsausschnitt und stellen Sie sich diesen Menschen in der von ihm geschilderten Situation vor. Nehmen wir nun an, Sie kennen ihn so gut, dass er zu Ihnen so wie im vorliegenden Gesprächsausschnitt spräche – und dass Sie darauf antworten müssten. Lesen Sie hierauf die sechs zu dem jeweiligen Ausschnitt vorgeschlagenen Antworten. Überlassen Sie sich nun Ihrer Spontaneität (ohne sich darum zu kümmern, ob es eine »gute« Antwort gibt oder nicht) und kreuzen Sie die Antwort an, die sich am meisten der nähert (oder sich am wenigsten von ihr entfernt), die Sie diesem Menschen unter diesen Umständen gegeben hätten. Denken Sie daran, dass in Wirklichkeit dieses Gespräch nicht mit Frage und Antwort abgetan wäre, sondern sich über längere Zeit hinziehen würde.

Gehen Sie in gleicher Weise bei allen folgenden Gesprächsausschnitten vor:[96]

[96] Vgl. Muchielli, R.: Das nicht-direktive Beratungsgespräch, Salzburg o. J.

Fall 1: 37-jährige Frau (müde Stimme)

»Ich weiß wirklich nicht, was ich tun soll. Ich weiß wirklich nicht, ob ich meine Stelle als Telefonistin wieder annehmen soll ..., das macht mich so nervös, es ist kaum auszuhalten ..., aber so hätte ich eben eine feste Anstellung und ein gutes Gehalt; oder soll ich das alles lassen und tun, was mich wirklich interessiert, auf jeden Fall eine abwechslungsreiche Arbeit, aber dann müsste ich ja wieder ganz von unten mit einem kleinen Gehalt beginnen ... Ich weiß nicht, ob ich das wirklich tun könnte ...«

Antworten:

1. Könnten Sie mir mehr über die Dinge erzählen, die Sie gerade interessieren? Es ist sehr wichtig, vorher genau darüber nachzudenken.
2. Vorsicht! Bevor Sie sich auf etwas Neues einlassen, müssen Sie sicher sein, dass es für Sie von Vorteil sein wird, und dass Sie nicht einem Schatten nachjagen.
3. Nun, wir werden sehen, es besteht noch Hoffnung. Wir müssen herausfinden, welche anderen Arbeitsmöglichkeiten es für Sie gibt. Ich kann Ihnen ein Gespräch mit dem Personalchef vermitteln.
4. Sie stehen unentschlossen vor den beiden Möglichkeiten, aus Nervosität können Sie keine rechte Entscheidung treffen.
5. Das ist wirklich keine leichte Entscheidung, entweder die Anfangsschwierigkeiten in einem neuen Beruf auf sich zu nehmen, oder aber einen gesicherten Arbeitsplatz zu haben, der Ihnen nicht gefällt.
6. Sie machen sich viel zu viele Sorgen. Sie werden Ihre Schwierigkeiten nicht beseitigen, wenn Sie sich so aufregen. Sie dürfen es sich nicht so schwer machen, es wird schon irgendwie gehen.

Fall 2: 30-jähriger Mann (verzerrte und belegte Stimme)

»Ich habe so ein ganz komisches Gefühl: Wenn ich etwas Erfreuliches erlebe, kann ich einfach nicht daran glauben, ich tue dann so, als ob ich es einfach nicht erlebt hätte; das beunruhigt mich dann wirklich! Ich wollte mich eigentlich mit Sophie verabreden und war schon wochenlang in ihrer Nähe, bis ich den Mut fand, sie nach einem Date zu fragen ..., und dann sagte sie »ja«, und ich habe es nicht glauben können. Ich habe es einfach nicht glauben können und bin dann auch nicht hingegangen.«

Antworten:

1. Junger Mann, in Ihrem Alter muss man schon etwas realistischer über die Frauen denken. Sie sind auch Menschen, und sie wünschen sich so gerne ein Date wie Sie.
2. Es kommt Ihnen ganz unwirklich vor, wenn Ihnen etwas Erfreuliches passiert?
3. Sie haben sich sicher so oft eingeredet, dass Ihnen nichts Erfreuliches passieren kann, dass es Ihnen beim tatsächlichen Eintreten ganz unwirklich erscheint.
4. Ich frage mich, ob nicht dieses Gefühl der Unwirklichkeit mit einem bestimmten Ereignis in Ihrem Leben verknüpft ist. Können Sie mir mehr darüber sagen, was Sie mit »wenn mir etwas wirklich Erfreuliches passiert« meinen?
5. Besteht denn wirklich ein Grund, sich wegen dieser Sache zu grämen? Wir alle haben mit sonderbaren Gefühlen und Wünschen zu kämpfen. Sicherlich werden Sie es überstehen.
6. Ich glaube, dass Ihnen diese Erfahrung eine Lehre sein wird. Das nächste Mal müssen Sie sich bemühen, Ihre Chance wahrzunehmen.

Fall 3: 35-jähriger Mann (laute, abgehackte und aggressive Stimme)

»Ich habe mich entschlossen, irgendwas zu tun, ich habe keine Angst davor, schwer zu arbeiten, ich habe auch keine Angst, ein paar harte Schläge einzustecken, wenn ich weiß, was ich will. Und ich scheue mich nicht, über Leichen zu gehen, wenn es sein muss. Ich will alles für mich. Ich gebe mich nicht mit einer mittelmäßigen Stelle zufrieden! Ich will jemand sein!«

Antworten:

1. Kurz gesagt, Sie zeigen sich sehr ehrgeizig, weil Sie sich selbst Ihren eigenen Wert beweisen müssen.
2. Sie meinen, immer an erster Stelle stehen zu müssen, welche Mittel und Anstrengungen dazu auch notwendig sein sollten.
3. Was bringt Sie Ihrer Meinung nach zu diesem großen Entschluss, etwas erreichen zu wollen?
4. Hätten Sie ein Interesse daran, einige Tests zu machen, um herauszufinden, für welchen Beruf Sie sich am besten eignen würden? Das könnte eine Hilfe für Sie sein, obwohl Sie mit Ihrer Unternehmungslust sicherlich in vielen Berufen Aussichten haben.
5. Großer Ehrgeiz ist immer eine wirksame Triebfeder. Aber meinen Sie das ernst, dass Sie über Leichen gehen würden? Könnte Ihnen das nicht mehr schaden als nützen?
6. Ihre Gefühle sind sehr heftig. Sie dürften unter dem Eindruck einer erst kürzlich erlebten Enttäuschung stehen. Sie müssen sich beruhigen und besinnen, dann werden Sie Ihre kühle Entscheidungskraft wiedergewinnen, ohne dabei Ihren Enthusiasmus zu verlieren.

Fall 4: 30-jährige Frau (zaghafte Stimme)

»Schon seit zehn Jahren wohne ich nun schon in dieser Stadt und seit sieben Jahren in derselben Wohnung, aber ich kenne einfach niemand. Im Büro scheine ich mir keine Freunde machen zu können, und ich fühle mich dort wie gelähmt. Ich versuche, mit den anderen Angestellten freundlich zu sein, aber im Grunde fühle ich mich verkrampft und nicht wohl, und dann rede ich mir ein, dass es mir doch einerlei ist. Man kann sich eben auf die Leute nicht verlassen. Jeder lebt für sich. Ich will keine Freunde. Manchmal bin ich so weit, dass ich wirklich davon überzeugt bin.«

Antworten:

1. Sie sind zu pessimistisch, es wird schon nicht ewig dauern. Man wird eines Tages wieder zu Ihnen kommen.
2. Ich kenne andere Leute in der gleichen Situation wie Sie; es ist ihnen jedoch gelungen, Anschluss zu finden, indem sie einem Verein beitraten. Wichtig ist, sich nicht einzureden, dass man immer allein bleiben muss.
3. Wenn Sie mir vielleicht mehr darüber erzählen könnten, wie Sie neue Freunde suchen, würden wir einen deutlicheren Hinweis erhalten, wo der Fehler zu suchen ist.
4. Sie sind schon seit Langem davon überzeugt. Ist es das, was Sie sagen wollten?
5. Vielleicht wollen Sie gar keine Freunde, um sich vor etwas anderem zu schützen?
6. Es ist ziemlich traurig, keine Freunde zu haben, und Sie sollten wirklich etwas dagegen unternehmen. Man kann sich aber sehr leicht die Möglichkeiten, neue Freunde zu finden, verderben, und wahrscheinlich sind Ihre Erwartungen zu hoch.

Fall 5: 30-jähriger, aus der Bundeswehr entlassener Mann (zugleich zornig und verbittert)

> »Was soll das alles? Niemand spielt ein offenes Spiel mit mir. Die Kerle, die zu Hause geblieben sind, die haben alle Vorteile, die haben alle von uns profitiert, während wir im Auslandseinsatz waren, ich verwünsche sie alle zusammen. Sie spielen ein doppeltes Spiel. Und was meine Frau betrifft, nun ja ...«

Antworten:

1. Sie wollten noch etwas über Ihre Frau sagen ...
2. Sie glauben, ausgebeutet worden zu sein, weil Sie vielleicht zu kurz gekommen sind, das macht Sie jetzt wütend.
3. Das an Ihnen begangene Unrecht empört Sie, weil Sie glauben, sich mehr als andere verdient gemacht zu haben.
4. Ich kann Ihre diesbezüglichen Gefühle verstehen, aber Sie müssen sich nun davon freimachen können, sonst wird Sie das in Ihrem Vorwärtskommen hindern.
5. Sie sind nicht der einzige empörte Mensch auf der Welt. So etwas kommt oft genug vor. Aber mit der Zeit werden Sie die Angelegenheit vergessen und wieder aufs richtige Gleis kommen.
6. Sie werden sich zur Rache hinreißen lassen, aber das macht die Dinge nur noch komplizierter, glauben Sie nicht?

Fall 6: 35-jähriger Mann (klare und entschiedene Stimme)

»Ich bin sicher, dass mir die Sache gelingen könnte. Alles was ich brauche, sind Überblick, Menschenverstand und Unternehmungsgeist. Das habe ich alles. Und wenn ich auch noch die entsprechenden Mittel hätte, würde ich mich sofort daran machen.«

Antworten:

1. Sie möchten vielleicht die Adresse eines Finanzberaters; bevor man eine Anleihe aufnimmt, braucht man eine kompetente Beratung.
2. Gut so. Man muss von sich selbst überzeugt sein, wenn man etwas erreichen will. Ein zaghafter Beginn kann wirklich alles zunichte machen. Sie sind auf dem richtigen Weg, und ich wünsche Ihnen viel Erfolg.
3. Wenn Sie das Grundkapital hätten, wären Sie sicher, daraus einen Gewinn zu ziehen.
4. Sie sind sicher, Erfolg zu haben, weil Sie genau wissen, was man braucht, damit die Sache klappt. Wenn man die Dinge nüchtern genug betrachtet, kommt die Zuversicht von selbst.
5. Haben Sie schon untersucht, welche Risiken Sie dabei eingehen müssen?
6. Sie machen sich viele Sorgen um Geld, wie man dazu kommt und wie man es am vernünftigsten einsetzt.

Fall 7: 46-jähriger Mann (gespannte, gehässige Stimme)

»Nun, da ist ein Neuer in der Firma, aber er ist ein verschlagener Kerl, er weiß auf alles eine Antwort und glaubt, er hätte das Schießpulver erfunden. Aber, Herrgott, er hat keine Ahnung, mit wem er es zu tun hat! Ich würde es besser machen als er, wenn ich nur wollte!«

Antworten:

1. Sie glauben, der Erste sein zu müssen. Es ist wirklich wichtig für Sie, immer an der Spitze zu stehen.
2. Sie sollten Ihre Haltung dem Neuen gegenüber ändern, dann wird sich auch Ihre Stellung bessern.
3. Haben Sie Geduld, mit der Zeit bessert sich auch Ihre Position.
4. Dieser Neuankömmling scheint Ihnen so eingebildet zu sein, dass Sie ihn am liebsten übertrumpfen möchten.
5. So? Sie spielen aber kein faires Spiel! Warum legen Sie so viel Wert darauf, diesen Mann auszustechen?
6. Haben Sie sich genau über die frühere Karriere und die jetzige Funktion dieses Mannes informiert? Was wissen Sie über ihn?

Fall 8: 24-jährige Frau (gespannte, wütende und verhaltene Stimme)

»Wenn ich sie nur ansehe! ... Sie ist weder so attraktiv, noch so intelligent wie ich, sie hat keinen Chic, und ich frage mich, wie sie es fertigbringt, so vielen Leuten etwas vorzumachen. Warum durchschaut man ihr Getue bloß nicht? Irgend etwas gelingt ihr immer, und alle bewundern sie dann, wie sie es zustande gebracht hat. Ich halte das nicht mehr aus. Das macht mich noch verrückt! Sie bekommt alles, was sie will! Sie hat meine Stelle bekommen, sie hat Alex bekommen, sie hat ihn mir buchstäblich entführt und hat es dann auch noch geleugnet. Als ich sie zur Rede stellte und ihr meine Meinung sagte, sagte sie bloß: ›Es tut mir leid!‹ Aber warten Sie, ich werde es ihr schon zeigen!«

Antworten:

1. Erinnert sie Sie vielleicht an eine ehemalige Freundin?
2. Sie finden, dass sie das erreicht, was eigentlich Sie bekommen sollten.
3. Man könnte fast sagen, dass Sie ihr gegenüber eine aggressive Haltung einnehmen. Wir alle haben gegen manche Leute Vorurteile, aber selten bringt uns das einen echten Nutzen.
4. Das ist ein typischer, wohlbekannter Fall von Eifersucht, der durch die Gegenwart einer Person hervorgerufen wird, die vielleicht etwas fähiger und geschickter als Sie ist.
5. Warum versuchen Sie nicht, sie zu beobachten und dann auf ihrem eigenen Feld zu schlagen? Wenn sie nur blufft, dann dürften Sie ohnehin das letzte Wort haben.
6. In Ihrem Alter ist man natürlich allen Enttäuschungen gegenüber sehr anfällig, aber man hat den Vorteil, vernünftiger zu sein und mehr Lebenserfahrung zu besitzen

Fall 9: Gespräch zwischen dem Betriebsarzt und Martin, dem neuen Angestellten

»Nun, Martin, wie geht es mit den Kollegen im Büro?« – »Ach zum Teufel mit ihnen! Obwohl ich mein Bestes versucht hatte, sind der Chef und sein Assistent wütend gewesen, weil ich mich bei einer schwierigen Abrechnung geirrt hatte, das hat mich ..., ich tue mein Bestes ..., ich tue wirklich mein Bestes, aber wenn sie so weit gehen, mir zu sagen, dass es nicht genug sei, dann zeigt mir das immer deutlicher, dass ich zu nichts tauge.«

Antworten:

1. Martin, versuchen Sie, die Sache objektiv zu betrachten. Ist es denn wirklich so schlimm? Daraus muss man kein Drama machen.
2. Mit anderen Worten: seitdem man Sie kritisiert, neigen Sie zu Schuldgefühlen?
3. Sie haben Ihr Bestes getan, aber es fand sich ein Fehler, und deswegen glauben Sie jetzt, nicht viel zu taugen.
4. Wenn Sie sich durch so etwas entmutigen lassen, dann taugen Sie wirklich bald zu nichts mehr.
5. Martin, ist nur dieses eine Missgeschick der Grund, dass es so weit gekommen ist, dass Sie an sich selbst zweifeln?
6. Sie sollten in Betracht ziehen, was Sie bis jetzt erreicht haben und sich nicht durch Fehler entmutigen lassen. Ziehen Sie die Bilanz Ihrer Erfolge!

Fall 10: Ausschnitt aus einem Gespräch zwischen einem Studenten und seinem Professor

»Kommen Sie herein! Was kann ich für Sie tun?« – »Herr Professor, ich wäre froh, wenn Sie mir helfen könnten, einen Arbeitsplan für das Wintersemester aufzustellen. Ich habe mit mehreren Leuten darüber gesprochen und sie gefragt, was ich wählen soll, aber jeder sagte etwas anderes, und es ist schwierig für mich zu erfahren, was ich wirklich tun soll. Wissen Sie, ich studiere erst im ersten Jahr und ich weiß wirklich nicht, was am besten ist.«

Antworten:

1. Wenn ich Sie richtig verstanden habe, so glauben Sie, es handle sich um etwas, wozu Hilfe von außen nötig ist, etwas, was Sie nicht von sich aus entscheiden können.
2. Wollen Sie darüber sprechen, welche Fachrichtung Sie wählen sollen und welches Nebenfach infrage käme?
3. Wenn Sie sich in Bezug auf Ihre Möglichkeiten und Wünsche etwas mehr nach sich selbst richten, anstatt auf andere Meinungen zu hören, würden Sie sich vielleicht schon besser fühlen.
4. Ich frage mich, ob die Beseitigung Iher Schwierigkeiten nicht eher darin bestünde, Ihr Selbstvertrauen zu entwickeln, als eine Wahl zwischen den Kursen vorzunehmen.
5. Sicher, wir werden darüber nachdenken. Es ist manchmal nicht leicht, sich im Universitätsbetrieb zurechtzufinden.
6. Haben Sie schon eine Einteilung Ihrer Vorlesungs- und Studienzeiten vorgenommen?

Einzelauswertung der Übung

Beginnen Sie damit, Ihre Antwortziffer zu jedem Gesprächsausschnitt in der folgenden Tabelle einzutragen, indem Sie das entsprechende Kästchen schraffieren, ohne sich zunächst um die Buchstaben in der linken Spalte zu kümmern:

Fall:	1	2	3	4	5	6	7	8	9	10
A	2	1	5	6	6	2	5	3	4	3
B	4	3	1	5	2	6	1	4	2	4
C	6	5	6	1	5	4	3	6	1	5
D	1	4	3	3	1	5	6	1	5	6
E	3	6	4	2	4	1	2	5	6	2
F	5	2	2	4	3	3	4	2	3	1

Einiges dürfte Ihnen dabei schon aufgefallen sein:

- Zuerst eine bestimmte, stark dominierende Reihe, nämlich jene, welche horizontal die meisten schraffierten Kästchen (fünf Kästchen oder mehr) aufweist;
- dann eine oder mehrere schwächer besetzte (dominierende) Kästchenreihen (drei bis vier Kästchen schraffiert);
- schließlich die »isolierten« Fälle, d. h. Antworten, die allein in ihrer Reihe stehen oder eine geringe Häufigkeit aufweisen (ein bis zwei Kästchen pro Reihe).

Sie können selbst die Stärke Ihrer dominierenden und weniger dominierenden Tendenzen feststellen, indem Sie die Anzahl der schraffierten Kästchen mit zehn vergleichen, weil Sie nach den zehn Gesprächsausschnitten zehnmal um eine Einschätzung ersucht worden waren. Eine mit neun von zehn Kästchen besetzte Reihe deutet auf eine starke oder systematische Haltung hin, während etwa vier von zehn Kästchen einer schwachen Tendenz entsprechen.

Übrigens: Es kann vorkommen, dass weder eine stark noch eine schwach dominierende Reihe zustande kommt (keine Reihe weist eine höhere Anzahl als drei auf).

Bedeutung der dominierenden Reihen:

Der Kennbuchstabe in der linken Spalte der Tabelle korrespondiert mit Ihrer dominierenden Reihe und bezeichnet Ihre übliche persönliche Einstellung gegenüber einem Gesprächspartner. Mit anderen Worten, diese Übung gestattet einen klaren **Hinweis auf Ihre Grundhaltung, wie sie durch Ihre spontanen Antworten deutlich wird.**

Diese Haltung ist eine der sechs folgenden:

Ihre Antworten sind wertend. Sie gehen von einem moralischen Standpunkt aus, der ein ablehnendes oder zustimmendes Urteil über den anderen beinhaltet.	**A** »Moralist«
Ihre Antworten sind Interpretationen. Sie verstehen, was Sie verstehen wollen, Sie betonen, was Ihnen wichtig erscheint und Ihr Verstand sucht nach einer Erklärung, die Ihren eigenen Erfahrungen entspricht.	**B** »Interpret«
Ihre Antworten haben tröstenden Charakter und zielen auf eine Ermutigung oder Beruhigung ab. Sie empfinden starkes Mitleid und glauben, dass man die Sache nicht noch stärker dramatisieren sollte.	**C** »Tröster«
Ihre Antworten sind forschend. Sie bemühen sich, mehr zu erfahren und lenken das Gespräch in die Richtung, die Ihnen wichtig erscheint, und wählen daher gezielte, direkte Fragen.	**D** »Detektiv«
Sie neigen dazu, in Ihren Antworten eine sofortige Lösung des Problems zu geben. Sie reagieren durch Handeln und drängen zur Tat. Sie finden sofort die Lösung, die Sie geben würden; Sie warten nicht ab, bis Sie mehr erfahren haben.	**E** »Macher«
Ihre Antworten zeigen Verständnis und spiegeln Ihre Bemühungen wider, sich wirklich in die Problemlage des anderen zu versetzen. Sie wollen vor allem sichergehen, das Gesagte richtig verstanden zu haben.	**F** »Seelsorger«

Diese Übung sollte Sie jetzt dazu führen, sich Ihrer Grundhaltungen und Antworttendenzen bewusster zu werden und darüber nachzudenken, wie Sie selbst mit Ihren Angehörigen, Freunden, Bekannten und Mitarbeitern sprechen.

Musterlösung zur Übung »Zuhören«

Zu 1.: ?: Wir wissen nur, dass die Mitarbeiterin nicht vorgeschlagen wurde (passives Verhalten), aber nicht, ob ihr aktiv etwas verweigert wurde.

Zu 2.: ?: Vielleicht arbeitet die Mitarbeiterin in einem großen Unternehmen und die Gehaltserhöhung wurde über die Personalabteilung eingeleitet, vielleicht gab es eine Tariferhöhung o. Ä.

Zu 3.: ?: Anzunehmen, aber wir wissen es nicht. Es steht nicht im Text und wir müssen interpretieren.

Zu 4.: ?: Anzunehmen, aber wir wissen es nicht. Es steht nicht im Text und wir müssen interpretieren.

Zu 5.: F: Der Vorgesetzte hatte die Gehaltserhöhung nicht vorgeschlagen.

Zu 6.: ?: Die Mitarbeiterin hat nur die Kündigung eingereicht. Wir wissen nicht, ob sie wirklich weg ist oder evtl. sogar ihre Kündigung zurückgezogen hat.

Zu 7.: ?: Anzunehmen, aber wir wissen es nicht.

Zu 8.: ?: Anzunehmen, aber wir wissen es nicht.

Zu 9.: ?: Das wissen wir nicht, weil es nicht im Text steht.

Zu 10.: ?: »Beliebt« steht im Text, aber ob die Mitarbeiterin erfahren ist, wissen wir nicht. Daher ist die Gesamtaussage mit ? zu versehen.

Zu 11.: ?: Das kann gut sein, aber wir wissen es nicht eindeutig, weil es nicht im Text steht.

Zu 12.: R: Der Satz steht fast wörtlich so im Text.

Literatur- und Quellenverzeichnis

Argyle, M.: Körpersprache und Kommunikation, Paderborn 1989

Bartens, W.: Streit mit dem Partner macht das Blut dicker, in: Süddeutsche Zeitung Magazin 6/2010, S. 14 Bauer, J.: Prinzip Menschlichkeit, Hamburg 2008

Berne, E.: Transaktionsanalyse der Intuition, Paderborn 2005, 4. Auflage

Berkel, K.: Konflikttraining, Hamburg 2011, 11. Auflage

Bitzer, Tabea/Bitzer, Bernd: Teamentwicklung wirkt! Das 1x1 der Unternehmensentwicklung, Hamburg 2023

Bitzer, B.: Mediation macht gesund, Hamburg 2019

Bitzer, B.: Die Transaktionsanalyse als Erklärungsmodell für betriebliches Verhalten, in: Der Betriebswirt Nr. 3/2009, S. 27 ff.

Bitzer, B.: Kommunikation macht gesund: Das Rückkehrgespräch als Sozialinnovation und Basis für das Betriebliche Eingliederungsmanagement (BEM), Hamburg 2016, 3. Auflage

Bitzer, B.: Fehlzeiten als Chance, Renningen 2005, 5. Auflage

Bitzer, B.: Die Arbeitssituationserfassung, in: PERSONAL 8/2000, S. 420 ff.

Bitzer, B.: Innovationshemmnisse im Unternehmen, Wiesbaden 1990

Bitzer, B.: Seminarcoaching: Eine Strategie für erfolgreiche Führungsseminare in: f&w 2/99

Bitzer, B./Bösl, M./Liebsch, K.: Der Mediator als Lotse im Konfliktfall, in: PERSONAL 9/2000, S. 482 ff.

Bitzer, B./Goblirsch, S.: Betriebsklima-Analyse in Zahnarztpraxen: Viel Licht – wenig Schatten, in: Zahnärzte Wirtschaftsdienst 8/2005, S. 21 ff

Bitzer, B./Liebsch, K./Behnert, A.: Betriebliche Konfliktlösung durch Mediation, Heidelberg 2002

Bitzer, B./Markiton, I./Möller, A.: Bei Führungsproblemen fragen Sie bitte nur bedingt Ihren Arzt oder Apotheker, unveröffentlichtes Skript Bremen 2000

Bitzer, B./Ziemann, A.: Teamsynergie – insbesondere in Krisenzeiten: Teamentwicklung »Outdoor«, in Arbeit und Arbeitsrecht – Personal-Profi Nr. 4/2009, S. 228 ff.

Block, R. J./Yuker, H. E.: Ich sehe was, was Du nicht siehst, München 1993

Braden, G.: Im Einklang mit der Göttlichen Matrix, Burgrain 2010, 7. Auflage

Branden, N.: Die 6 Säulen des Selbstwertgefühls, München 2012, 3. Auflg.

Brinkmann, R. D.: Mitarbeiter-Coaching, Heidelberg 2000, 3. Auflage

Charisius, H.:«Wir lesen die Träume von Ratten«, in Süddeutsche Zeitung Nr. 14. v. 18. Januar 2012

Chopich, E. J.: Aussöhnung mit dem inneren Kind, Berlin 2009

Coelho, P.: Aleph, Zürich 2012

Crisand, E.: Soziale Kompetenz, Hamburg 2002

Crisand, E./Crisand, M.: Psychologie der Gesprächsführung, Hamburg 2010, 9. Auflage

Dethlefsen, T., Dahlke, R.: Krankheit als Weg. Deutung und Bedeutung der Krankheitsbilder, 22. Auflage, München 1988

Egli, R.: Das LOL2A-Prinzip Teil 1, Oetwil 2009

Fellmann, M.: Da staunste was? In: Süddeutsche Zeitung Magazin 39/2010, S. 21/22

Fischer, A.: »Kapitäne unserer Gene«, in raum&zeit Nr. 168/2010, S. 14

Gay, F.: Das persolog Persönlichkeits-Profil, Remchingen 2009, 38. Auflage

Geißler, H., Bökenheide, T., Schlünkes, H. und Geißler-Gruber, B.: Faktor Anerkennung: Betriebliche Erfahrungen mit wertschätzenden Dialogen, Frankfurt/Main 2007

Gilsdorf, R./Kistner, G.: Kooperative Abenteuerspiele, Seelze-Velber, 14. Auflage 2005

Glasl, F.: Konfliktmanagement: Ein Handbuch für Führungskräfte, Beraterinnen und Berater, Stuttgart 1999, 6. Auflage

Gris, R.: Warum Seminare sinnlos sind, in Süddeutsche Zeitung Nr. 284 v. 7. Dez. 2008

Gris, R.: Die Weiterbildungslüge, Frankfurt 2008

Großer, M.: Outdoor für Indoors, Augsburg 2003, 2. Auflage

Grün, A.: Kämpfen und Lieben; Münsterschwarzach 2003

Grün, A.: Menschen führen – Leben wecken, München 2006

Haas, S.: »Ausgebrannt« in: Süddeutsche Zeitung Nr. 110 v. 16. Mai 2010, S. 36

Holtbernd, T./Kochanek, B.: Coaching, Köln 1999

Ingold, F. P.: Jeder Zeit andere Gedichte, Weinheim 2002

Kälin, K./Müri, P.: Sich und andere führen, Bern 2005, 15. Auflage

Kaplan, R. S./Norton, D.S.: Balanced Scorecard, Stuttgart 1997

Kuby, C.: Heilung: Das Wunder in uns, München 2009, 8. Auflage

Küstenmacher, W.T.: Warum überhaupt Persönlichkeitsmodelle?, in: Schimmel-Schloo, M./Seiwert, L. J./Wagner, H.: Persönlichkeitsmodelle, Offenbach 2002

Loyd, A./Johnson, B.: Der Healing Code, Hamburg 2012, 16. Auflage

Mager, K.: Wege aus distinktiven Kommunikationsmustern, Manuskript 5/1995

Möller, A./Markiton, I.: Empirische Untersuchung des Führungsverhaltens und der Führungsstile bei Ärzten und Apothekern, Diplomarbeit Hochschule Bremen 2000

Muchielli, R.: Das nicht-direktive Beratungsgespräch, Salzburg (ohne Angabe des Erscheinungsjahres)

Neuberger, O.: Miteinander arbeiten – miteinander reden!, München 1981

Nieder, P.: Die Rolle der Vorgesetzten bei der Reduzierung von Fehlzeiten, in: PERSONAL 1-2/1991, S. 2 ff.

Nieder, P./Naase, C.: Führungsverhalten und Leistung, Stuttgart 1977

Obermann/Schiel (Hrsg.): Trainingspraxis, Köln 1997, S. 356

Pohl, M./Wunder, M.: Führung braucht Coaching, Hamburg 2013, 3. Auflage

Prollius, A.: Gegen Blödsinn läuft niemand Sturm, in Homöopathie aktuell Nr. 1/2013

Rabenau, von: Fehlzeiten entdämonisieren, in PERSONAL 12/08, S. 29

Reich, W.: Rede an den kleinen Mann, 16. Auflage, Frankfurt a. M. 2007

Riemann, F.: Grundformen der Angst; 36. Auflage München 2006

Roth, G.: Aus Sicht des Gehirns, Frankfurt 2009

Rüttinger, R.: Transaktions-Analyse, Hamburg 2013, 11. Auflage

Sahm, A.: Humanisierung der Arbeitswelt, Freiburg 1984

Schodder, W.: Wie mit Persönlichkeitstests die Arbeit von Teams und Führungskräften verbessert werden soll, in: Süddeutsche Zeitung Nr. 89 v. 19. April 2005, S. 34

Secretan, Lance H.K.: Soul-Management. Der neue Geist des Erfolgs – die Unternehmenskultur der Zukunft, München 1997

Seiwert, L.J./Gay, F.: Das 1 x 1 der Persönlichkeit, Remchingen 2022, 28. Auflage

Schmidt, R.: Richtig miteinander reden – Die Transaktionsanalyse im Alltag, Paderborn 2005, 4. Auflage

Spork, P.: Vernachlässigte Kinder leiden länger – Bekommen Säuglinge zu wenig Geborgenheit, kann ihr Krankheitsrisiko für das ganze Leben steigen ..., in: Süddeutsche Zeitung Nr. 123 v. 31. Mai 2013, S. 16

Tietze-Gerhards, C.: »Wie wir unsere Wirklichkeit gestalten« in raum&zeit 163/2010, S. 100

Wahren, K..: Zwischenmenschliche Kommunikation und Interaktion im Unternehmen, Berlin/New York 1982

Warnke, U.: Quantenphilosophie und Spiritualität, Berlin 2011 Walsch, N. D.: Gespräche mit Gott, Bd. 1, München 1997, 9. Auflage

Weber, Ch.: Diagnose Trauer, in Süddeutsche Zeitung Nr. 40 v. 17. Feb. 2012, S. 16

Williams, R. M.: Psych-K, Burgrain 2009

Witt, J.: Interaktive Führung, Heidelberg 1999

Yogananda, P.: Autobiographie eines Yogi, 6. Nachdruck, 2007

Ziemann, A.: Teamentwicklung wirkt, in: Die Zahnarztwoche Nr. 15/2010

Literaturquellen ohne Autorenangabe

- »Jeder fünfte Berufstätige bangt um seinen Job«, in: Süddeutsche Zeitung Nr. 290 v. 14. Dezember 2008/S. V1
- »Fehlzeiten sind hausgemacht«, in: PERSONALmagazin 2/02, S. 47
- »Wie immer, bitte: Entscheiden macht müde« in: Süddeutsche Zeitung Nr. 89 v. 16. April 2008, S. 18
- »Hirn nimmt Gefahr unbewusst wahr« in: Süddeutsche Zeitung Nr. 25 v. 1. Februar 2005/S.11
- Management Wissen, Nr. 10, Oktober 1990

Über die Autoren

Finja Augsburg (Jahrgang 1990) lebt mit ihrem Mann und den beiden gemeinsamen Kindern im Bremer Umland. Seit dem Studium der Sozialwissenschaften an der Universität Oldenburg ist sie als Angestellte in diversen HR-Positionen im FMCG-Bereich tätig, schwerpunktmäßig in der Organisations- und Personalentwicklung. 2019 hat sie sich zum DCV-zertifizierten Coach ausgebildet und ist seit 2021 selbstständige Trainerin und Beraterin. Zudem ist sie Lehrbeauftragte im Fachbereich BWL an der Hochschule Stralsund und engagiert sich im Prüfungsausschuss der IHK Bremen.

Ihre erste Teamentwicklung hat Finja Augsburg 2010 mitbegleitet und erlebt bis heute sowohl als Angestellte und auch als Trainerin, wie wichtig ein gutes Team für die betrieblichen Erfolge und die Mitarbeiterzufriedenheit ist. Mit ihrer Beratung unterstützt sie Unternehmen insbesondere bei der Führungskräfte- und Persönlichkeitsentwicklung sowie in der Verbesserung des Miteinanders und der Kommunikation.

Dr. Bernd Bitzer (Jahrgang 1959), Ausbildung zum Speditionskaufmann, Exportsachbearbeiter, Studium, Promotion, Mitbegründer einer Unternehmensberatung, Lehraufträge an den Fachhochschulen in Bremen und Stralsund sowie an der Universität Bremen und der Universität der Bundeswehr in Hamburg, Vertretungsprofessur für BWL und Personalwirtschaft an der Hochschule Bremen.

Seit 1995 Geschäftsführer der Unternehmensberatung INPEX Consult. Autor von über 50 Fachartikeln und mehreren Fachbüchern zu den Themen Führung, Fehlzeiten, Weiterbildung, Innovationsmanagement, Mediation usw. Seit 1987 Managementseminare für Weiterbildungsinstitute wie Zentrum für Weiterbildung der Universität Bremen, Deutsches Industrieforum, Academie Weiskirchen, Institut für Verwaltungsmanagement in Berlin sowie Seminare, Prozessberatung, Coachings, Gutachten usw. u. a. für Flughafen Düsseldorf, FRoSTA, Grohe, DPD, IBM, Melitta, Siemens, Unilever, Vitakraft.